民族文字出版专项资金资助项目

Minzcuz Sawcih Okbanj Cienhangh Swhginh Bangfuz Hanghmoeg

中国壮医药文库

GIJ FAP NDAEM YWCUENGH MIZYUNGH

实用壮药材种植技术

（Sawcuengh Caeuq Sawgun）

（壮汉双语）

Cinz Vwnzgwz　Loz Sigi　Cujbenh

覃文格　罗试计　主编

Lij Bingiginz　Veiz Sangyungz　Vangz Ginjyen　Dwngz Mingzsinh　Hoiz

李炳群　韦尚雄　黄锦艳　滕明新　译

Gvangjsih Gohyoz Gisuz Cuzbanjse

广西科学技术出版社

图书在版编目（CIP）数据

实用壮药材种植技术：汉文、壮文/覃文格，罗试计主编；李炳群等译. —南宁：广西科学技术出版社，2021.11

ISBN 978-7-5551-1724-7

Ⅰ.①实… Ⅱ.①覃… ②罗… ③李… Ⅲ.①壮族—民族医学—中药材—汉、壮 ②中药材—栽培技术—汉、壮 Ⅳ.①R291.8 ②S567

中国版本图书馆 CIP 数据核字（2021）第 241318 号

SHIYONG ZHUANGYAOCAI ZHONGZHI JISHU（ZHUANG HAN SHUANGYU）

实用壮药材种植技术（壮汉双语）

覃文格　罗试计　主编

李炳群　韦尚雄　黄锦艳　滕明新　译

策划编辑：罗煜涛		责任编辑：罗煜涛　李　媛　李宝娟	
壮文编辑：韦运益		壮文审读：覃祥周	
责任校对：苏深灿		装帧设计：韦娇林	
责任印制：韦文印			

出　版　人：卢培钊　　　　　　　　　出版发行：广西科学技术出版社
社　　　址：广西南宁市东葛路 66 号　　邮政编码：530023
网　　　址：http://www.gxkjs.com

经　　　销：全国各地新华书店
印　　　刷：广西壮族自治区地质印刷厂
地　　　址：南宁市建政东路 88 号　　　邮政编码：530023
开　　　本：787 mm×1092 mm　1/16
字　　　数：230 千字　　　　　　　　　印　　张：10.25
版　　　次：2021 年 11 月第 1 版　　　　印　　次：2021 年 11 月第 1 次印刷
书　　　号：ISBN 978-7-5551-1724-7
定　　　价：30.00 元

《实用壮药材种植技术》编委会

主　　编：覃文格　罗试计

副 主 编：黄　斌　杨顺发　杨文进

学术顾问：钟　鸣

主　　审：韦松基

文字编辑：陈　曦　王建芳　徐伟丁　陈　清　文青云

照片摄影：韦松基　覃文格

《Gij Fap Ndaem Ywcuengh Mizyungh》Aen Benhveijvei

Cawjbien：Cinz Vwnzgwz　Loz Sigi

Fouq Cawjbien：Vangz Binh　Yangz Sunfaz　Yangz Vwnzcin

Yozsuz Guvwn：Cungh Mingz

Cawjsaemj：Veiz Sunghgih

Bien Cihsaw：Cinz Hih　Vangz Genfangh　Ciz Veijdingh
　　　　　　　Cinz Cingh　Vwnz Cinghyinz

Ingj Siengq：Veiz Sunghgih　Cinz Vwnzgwz

前　言

　　药用野生植物是在特定的生态环境下生长，经过长期的医学临床实践证明能够治病与防病的功能性植物。历史上，我国药用野生植物资源蕴藏量很大。长期以来，由于无限制地采集，直接导致药用野生植物资源紧缺日趋严重，严重制约了中药的可持续发展。因此，探索药用野生植物资源的引种驯化和人工种植，实现对资源的永续利用和促进社会经济可持续发展，成为当务之急。

　　壮药是壮族人民防病、治病的重要武器，具有鲜明的民族性、地域性和传统性。壮族聚居地区由于复杂的地理环境与特殊的气候条件，造就了十分丰富的药材资源。据调查，广西壮族自治区境内仅中药品种就有 4600 多种，在全国位列第二，其中常用壮药超过 2000 种。同时，广西也是国家珍稀濒危药用野生植物资源最丰富的省份之一。

　　但是和全国一样，广西一些经济价值高、市场销路好的壮药品种如鸡血藤、金不换等长期处于无序的毁灭性滥采状况，导致资源蕴藏量逐渐减少。2015 年，广西壮族自治区颁布实施《广西壮族自治区药用野生植物资源保护办法》，对促进广西药用野生植物资源保护利用长效机制的建立，保障广西中医药民族医药事业的科学发展和人民群众身体健康，具有积极的影响和重要的意义。

　　为促进广西药用野生植物资源的引种驯化和人工种植，实现资源的永续利用，我们在总结长期实践经验的基础上，参阅大量文献资料，用一年时间编撰本书。本书分为"植物的一般常识""植物与环境的关系""药用植物常用采制方法""常用壮药材种植技术"4章，主要介绍112种常用壮药的种植技术，分别从药材概述、生长习性、繁殖方法、田间管理和采收加工等方面进行介绍。

由于时间仓促和编者水平有限，书中难免有错漏之处，希望读者批评指正。

编者

2021 年 8 月

Vahbaihnaj

Doengh gocwx ndaej guh yw de dwg hwnj youq mwnq swnghdai vanzging daegdingh, ginggvaq canghyw itcig yawjbingh ywbingh gvaqdaeuj nyinhnaeuz aeu ma yw bingh re bingh ndaej raenhamq de. Gwnz lizsij, guek raeuz doengh gocwx gag hwnj ndaej guh yw neix gig lai. Itcig daeuj, aenvih vunz raeuz doeng vat sae yaeb, doengh goyw gag hwnj neix yied daeuj yied raeg, hawj gij Ywdoj raeuz siengj laebdaeb ciepswnj roengzbae caen maqhuz hoj. Sojlaiz, damqra ungganq gij ceh doengh goyw gag hwnj aeu vunz daeuj ndaem aeu neix, hawj de laebdaeb miz yungh caeuq coicaenh sevei ginghci laebdaeb hwngfat, dwg gaiq saeh gaenj dangqnaj raeuz.

Ywcuengh dwg cungj yw Bouxcuengh re bingh、yw bingh youqgaenj ndeu, miz gij yiengh minzcuz、yiengh biengzdieg、yiengh cienzdungj de yienhsag. Giz dieg Bouxcuengh comzyouq neix aenvih seiqhenz fukcab dienheiq cix daegbied, doengh goyw gag hwnj neix dauqcawq cungj raen miz. Ciuq caz, youq laeng Gvangjsih Bouxcuengh Swcigih, gak cungj Ywdoj couh miz 4600 cungj baenzlai, daengx guek baiz youq daihngeih, ndaw de gij Ywcuengh ciengzyungh ndaej lai de daengz 2000 cungj doxhwnj. Doengzseiz, Guengjsae hix dwg guekgya aen swngj hwnj miz doengh goyw dijbauj ceiq lai ndeu.

Hoeng caeuq daengx guek ityiengh, Guengjsae doenghgo Ywcuengh ndaej gyaq, ndei siu de lumj go gaeulwedgaeq、maengzbaegmbouj daengj itcig cungj ngaiz doeng vat sae yaeb, vat go noix go lo, hawj doengh goywcwx gag hwnj neix ciemh ngoenz ciemh raeg. 2015 nienz, Gvangjsih Bouxcuengh Swcigih fatbouh saedhengz《Aen Banhfap Gvangjsih Bouxcuengh Swcigih Henhoh Doenghgo Ywcwx Gag Hwnj》, doiq coicaenh Guengjsae laeb aen cidu daeuj ciengzseiz henhoh leihyungh doenghgo ywcwx gag hwnj neix, baujhawj hanghsaeh Ywdoj ywminzcuz Guengjsae gohyoz hwngfat caeuq gyoengq

3

yinzminz ndangdaej cangqvuengh miz gij yingjyangj haemq ndei caeuq gij yiyi gig naek.

Vih coicaenh Guengjsae ungganq gij ceh caeuq aeu vunz dajndaem doenghgo ywcwx gag hwnj neix, hawj doenghgo yw neix seiqseiz ndaej yungh, dou ciuq ciengzseiz saedguh cwkrom gij guhfap neix de, fan yawj haujlai saw, yungh baenz bi seizgan biensij cek saw neix. Cek saw neix faen miz "Gij cihsiz biengzciengz aeu rox doenghgo" "Gij gvanhaeh doenghgo caeuq vanzging" "Gij banhfap baeznaengz souyaeb caeuq gyagoeng goyw" "Gij fap ndaem go Ywcuengh seiqseiz yungh de" 4 cieng, cujyau geqnaeuz gij fap ndaem 112 cungj Ywcuengh de, faenbieb daj gyonjlwnh goyw, gij singqcaet didmaj, gij banhfap sanjfat, ndaem gvaq guenjleix caeuq souyaeb gyagoeng daengj fuengmienh daeuj geqnaeuz.

Aenvih seizgan gaenjgip caeuq gij suijbingz miz hanh, ndaw saw nanzmienx miz mwnq loek laeuh de, maqmuengh bouxdoeg yinxloek ceijcingq.

Boux bien

2021 nienz 8 nyied

目录/Moegloeg

第一章 植物的一般常识/
Cieng Daih'it Gij Cihsiz Baeznaengz Aeu Rox Doenghgo

植物分为低等植物和高等植物两大类。低等植物因没有根、茎、叶而区别于高等植物，又称菌藻植物；高等植物则常有明显的根、茎、叶，包括苔藓植物、蕨类植物和种子植物。目前，作为药用的植物主要为种子植物。

Doenghgo faen miz daengjdaemq daengjsang song cungj. Doenghgo daengjdaemq aenvih mij rag、mij ganj、mij mbaw, cij caeuq doenghgo daengjsang mbouj doengz, youh heuh doenghgo goraet gomez; doenghgo daengjsang gij rag、ganj、mbaw de dauq ciengzseiz raen cingx, ndawde baudaengz doenghgo doengzcing、doenghgo gut caeuq doenghgo fatceh de. Seizneix, doenghgo ndaej aeu daeuj guh yw cujyau dwg doenghgo fatceh de.

种子植物按其性状可分为下列类型。

Doenghgo fatceh ciuq gij yiengh de ndaej faen baenz gij loih lajneix.

乔木植物——直立高大的树木，如木棉、黄柏、桂树、榕树等。

Doenghgo faexsang——Dwg gofaex daengjsoh sang hung de, lumj gominz、gobekdoj、go'gviq、goreiz daengj.

灌木植物——比较矮小的树木，如苏木、鸦胆子、大罗伞、小罗伞、三叉苦、吴茱萸、萝芙木等。

Doenghgo faexcaz——Dwg gofaex haemq daemqdet de, lumj gosoqmoeg、godungxmou、gofaexliengj、gosanlwed、gosamnga、cazlad、faexlauxbaeg daengj.

草本植物——茎叶柔软、木质较少的植物，如车前草、穿心莲、透骨草、吉祥草、臭草、火炭母等。

Doenghgo caujbwnj——Dwg doenghgo ganj mbaw unqnemq, fatfaex haemq noix de, lumj nyadaezmax、nyafaenzlenz、byaeknu、nyabaehgeuj、govahau、gaeumei daengj.

藤本植物——茎较长，但不能自立，需缠绕或攀缘其他物体的植物。茎为木质的称木质藤本植物，如过江龙、鸡血藤、使君子、木通、甘草等。茎为草质的称草质藤本植物，如金线吊葫芦、牵牛花、鸡矢藤等。

Doenghgo gogaeu——Doenghgo ganj haemq raez, hoeng mbouj ndaej gag daengj, aeu heux geuj roxnaeuz binraih doenghyiengh gaiqwnq de. Ganj fatfaex de couh cwng doenghgo faexgaeu, lumj byaekmbungjcwx、gaeulwedgaeq、gaeucijginh、gaeumuzdungh、gamcaujdoj daengj. Ganj fatnyangj de couh cwng doenghgo gaeuunq, lumj gimjlamz、valwgbaenq、gaeuroetma daengj.

种子植物按其生活周期可分为下列类型。

Doenghgo fatceh ciuq gij ndwenngoenz hopgeiz de goj faen baenz gij loihsik lajneix.

一年生植物——在当年开花结果后枯死的植物，如决明、薏苡仁等。

Doenghgo maj bi ndeu——Doenghgo youq ndaw bi de haiva gietmak le dairoz de, lumj gombej、haeuxliblu daengj.

二年生植物——在第一年只长根、茎、叶，第二年开花结果后枯死的植物，如板蓝、白芷等。

Doenghgo maj song bi——Doenghgo youq bi daih'it dan maj rag、ganj、mbaw, bi daihngeih haiva gietmak le dairoz de, lumj gohungh、gobwzcij daengj.

多年生植物——能生长两年以上的草本植物，如岩黄连、鸭脚菜、还魂草等。

Doenghgo maj lai bi——Doenghgo caujbwnj ndaej maj song bi doxhwnj de, lumj ngumxlienz、caekdinbit、fouxndoengz daengj.

种子植物的植物体可分为两大部分，即营养部分和生殖部分。营养部分包括根、茎、叶，合称营养器官；生殖部分包括花、果实、种子，合称生殖器官。在植物生长过程中，营养器官是自始至终存在的，是植物体不可缺少的部分；而生殖器官在植物体上是有时间性的，只见于生殖季节。

Aenndang doenghgo fatceh de ndaej cingcuj faen baenz song cungj, couh dwg cungj yingzyangj de caeuq cungj dok did de. Cungj yingzyangj de baudaengz gij rag、ganj、mbaw de, gyoeb heuhguh yingzyangj gi'gvanh; cungj dok did de baudaengz gij va、mak、ceh de, gyoeb heuhguh dok did gi'gvanh. Youq doenghgo didmaj gocwngz ndawde，yingzyangj gi'gvanh dwg daj gyaeuj daengz rieng cungj louz miz，dwg aenndang noix mbouj ndaej de；dauq dwg cungj dok did gi'gvanh youq gwnz aenndang doenghgo de dwg faen mwh dwk，dan raen youq aen geiqciet dok did de.

一、营养器官/It、Yingzyangj gi'gvanh

1. 根/Rag

根的形态可分为四类：①主根；②须根；③块根；④不定根系。

Gij yienghceij rag ndaej faen miz seiq cungj：①Raggoek；②ragmumh；③ragmaenz；④ragsei mbouj hanh de.

根的作用：①吸收水分和无机盐，满足植物生长发育需要；②固定植物体，使植物地上部分固定于地面；③贮存养料，保证植物体越冬和翌春生长新枝叶的养料供给；④输导水分和养料；⑤繁殖。

Rag miz maz yungh：①Supsou raemx caeuq vuzgihyenz，hawj doenghgo didmaj；②aenndang doenghgo doekdingh，hawj doenghgo dingz gwznamh de onjdingh dwk doekdingh youq gwznamh；③cwk rom yangjliu，baujcwng aenndang doenghgo gvaqdoeng caeuq bi daihngeih ok cin didmaj nyez moq gunghawj yangjliu；④soengq hawj raemx caeuq yangjliu；⑤sanjfat.

2. 茎/Ganj

茎是植物下接根部、上承枝叶的部分，大部分为圆柱形（如苏木、萝芙木、黄柏等），也有三棱柱形（如香附、量天尺等）、四棱柱形（如益母草、四方藤等）的。

Ganj dwg bouhfaenh laj ciep goenq rag、gwnz ciep nye mbaw de，dingzlai dwg yiengh luenzsaeu（lumj soqmoeg、faexlauxbaeg、gobek daengj），caemh miz gij yiengh sam limqsaeu（lumj gocidmou、goyoeknuemz）、gij yiengh saeu seiq limq de（lumj ngaihmwnj、gaeufueng daengj）.

茎根据生长习性可分为五类。①直立茎：茎直立，向上生长，如苏木、萝芙木等。②匍匐茎：茎铺地而生，如金钱草、雷公根等。③缠绕茎：茎缠绕他物生长，如忍冬、何首乌、金线吊葫芦等。④攀缘茎：茎靠卷须或吸盘附着他物攀缘生长，如栝楼、木鳖子等。⑤平卧茎：茎平卧地上生长，如鸡矢藤、酢浆草等。

Ciuq baeznaengz gij ganj didmaj de ndaej faenbaenz haj cungj. ① Ganj daengjsoh：Diuzganj daengj soh，did doxhwnj，lumj soqmoeg、faexlauxbaeg daengj. ②Ganj ruenzraih：Diuzganj bu gwznnamh de，lumj godoengzcienz、byaeknok daengj. ③Ganj heuxgeuj：Diuzganj heuxgeuj gaiqwnq didmaj，lumj vagimngaenz、maenzgya、gimjlamz daengj. ④Ganj binraih：Diuzganj baengh gij rag gienj roxnaeuz di byai sup de bengj gaiqwnq daeuj binraih didmaj，lumj gvahlouh、cehmoegbiet daengj. ⑤ Rag ninzbingz：Diuzrag ninzbingz gwznnamh didmaj，lumj goroetma、gosoemjmeiq daengj.

茎的作用：①输送水分和营养；②支持枝叶展开。

Ganj miz maz yungh：① Soengqhawj raemx caeuq yingzyangj；② ndaej dingj hawj gij nye gij mbaw de mbefat.

3. 叶/Mbaw

叶是植物制造食物和蒸腾水分的器官，分为叶柄、叶片、托叶三部分。

Mbaw dwg gij gi'gvanh doenghgo cauh gijgwn caeuq hwnj fwi raemx de，faen guh gaenqmbaw、mbaw、mbawdak sam bouhfaenh.

叶的主要作用：①进行光合作用；②进行蒸腾作用，即植物体内的水分通过叶面的气孔向外界扩散，有利于调节植物体的温度和促进根的吸收。

Mbaw miz maz yungh：① Ndaej gvanghhoz cozyung；② ndaej hawj de hwnj fwi，couhdwg gij raemx ndaw aenndang doenghgo de doenggvaq gij conghheiq mbaw yiengq baihrog banhsanq，miz ikleih diuz gij dohraeuj aenndang doenghgo caeuq hawj gij rag ndaej supsou.

二、生殖器官/Ngeih、Dokdid gi'gvanh

1. 花/Va

在种子植物中除松柏、银杏等裸子植物的花比较简单外，被子植物的花都比较复杂。典型的被子植物的花主要由花柄、花托、花被（花萼和花冠）、雄蕊、雌蕊组成。雄蕊、雌蕊全有者称两性花，任缺其一者称单性花。

Youq doenghgo fatceh ndaw de cawz le gij va coengzbek、yinzhing daengj doenghgo ceh ndoq de haemq genjdanh caixvaih，gij va doenghgo ceh miz byak de cungj haemq fukcab. Gij va doenghgo ceh miz byak denjhingz de cujyau youz gaenqva、dakva、byakva（iemjva caeuq mauhva）、simvaboux、simvameh gapbaenz. Simvaboux、simvameh cungj miz caez de heuhguh va songsingq, caenhdangh noix cungj ndeu couh heuh va dansingq.

花按其在茎上的排列可分为单生花和花序。

Va ciuq gij baizlied de youq gwnzganj de goj faen guh va danseng caeuq va baenz foengq.

花的作用：种子植物从花粉成熟、授粉到最后形成种子的有性生殖过程都是在花内进行，所以没有花就无法完成其有性繁殖的使命。

Va mizmaz yungh：Doenghgo fatceh de daj vafaenj cingzsug、soufwnj daengz doeklaeng bienqbaenz ceh aen gocwngz miz singq dokdid neix cungj dwg youq ndaw va de cauhbaenz, sojlaiz mbouj miz va couh mbouj miz banhfap ndaej hawj de miz singq dokdid lo.

2. 果实／Aenmak

果实包括果皮和种子两部分。成熟果实的果皮常分化成三层，即外果皮、中果皮、内果皮。外果皮极薄，由一两层细胞组成。中果皮常较厚，为果皮的主要部分。内果皮是和种子相接处的一层。

Aenmak baudaengz naengmak caeuq cehmak song bouhfaenh. Gij naeng aenmak sug de baeznaengz faen guh samcaengz, couhdwg naeng rog、naeng gyang、naeng ndaw. Naeng rog gig mbang, youz it ngeih caengz sibauh gyoebbaenz. Naeng gyang baeznaengz haemq na, dwg gij cujyau bouhfaenh naeng mak. Naeng ndaw dwg caengz mwnq caeuq gij ceh doxciep de.

第二章　植物与环境的关系/
Cieng Daihngeih　Gij Gvanhaeh Doenghgo
Caeuq Vanzging

药用植物生长在自然界中，与周围环境的关系非常密切，要种好药用植物，首先必须了解它与环境中各种因素的关系，然后才能利用和创造对药用植物生长发育有利的条件，生产出更多更好的药用植物为人类的健康服务。

Doenghgo yw de dwg maj youq ndaw swyenzgai, caeuq gij vanzging seiqhenz gvanhaeh maedcaed dangqmaz, yaek ndaem ndei doenghgo yw, daih'it bietdingh aeu sugrox gij gvanhaeh de caeuq gak cungj yinhsu ndaw vanzging de, doeklaeng cijndaej leihyungh caeuq bae caux gij diuzgen doiq doenghgo yw didmaj mizik de, daeuj ndaem ok gij doenghgo yw engq lai engq ndei dwk fugsaeh gyoengq lwgminz ndangcangq.

影响药用植物生长发育的环境因素很多，主要有阳光、温度、水分、空气、养分和土壤。

Gij vanzging yinhsu yingjyangj doenghgo yw didmaj de gig lai, cujyau miz ndit、dohraeuj、raemx、hoengheiq、yangjfwn caeuq diegnamh.

1. 阳光/Ndit

阳光是植物生长的必要条件之一。植物生长发育所需要的物质和体内药用成分的形成与积累，都需要利用阳光进行光合作用才能完成。不同种类的植物对光照强度的要求是不一样的，据此可将植物分为喜阳植物与喜阴植物两大类。

Ndit dwg gij diuzgen doenghgo didmaj bietdingh aeu daengz ndeu. Gij vuzciz doenghgo didmaj soj aeuyungh caeuq ndawndang bienqbaenz dem cwkrom gij ywyungh cingzfaenh de, cungj yaek aeu leihyungh ndit ciuq daeuj guh gvanghhoz cozyung cijndaej guhbaenz. Doenghgo mbouj doengz cungjloih de doiq gij iugouz ndit ciuq giengzdoh de mbouj ityiengh law, ciuq neix goj ndaej dawz gij doenghgo faenbaenz doenghgo haengj ndit caeuq doenghgo haengj raemh song daih loih.

喜阳植物，如苏木、曼陀罗、金线吊葫芦、黄药子、木鳖子、鸦胆子、大风艾、肾茶等。

Doenghgo haengj ndit, lumj soqmoeg、mwnhdaxlax、gimjlamz、goyazbyah、cehmoegbiet、godungxmou、godaizfung、gomumhmeuz daengj.

喜阴植物，如岩黄连、不出林、七叶一枝花、八角莲等。

Doenghgo haengj raemh, lumj ngumxlienz、cazdeih、caekdungxvaj、lienz batgak daengj.

2. 温度/Dohraeuj

温度是植物生长发育的重要自然因素。它影响植物的呼吸、吸收和光合作用。只有在一定的温度范围内，植物的生长发育才能正常进行。广西地处亚热带，适合很多药用植物生长。

Dohraeuj dwg gij swyenz yinhsu youqgaenj doenghgo didmaj de. De yingjyangj gij diemheiq、cupsou caeuq gvanghhoz cozyung doenghgo. Cijmiz youq itdingh dohraeuj gvaenglaeg ndawde, doenghgo de cijndaej cingqciengz didfat. Guengjsae dieg youq yayezdai, habngamj haujlai doenghgo yw ndaej didmaj.

3. 水分/Raemx

水对植物生长关系极大。没有水，植物就不能生长。不同的药用植物对水的要求不一致。一般来说，大多数药用植物在生长期中要求降水均匀，忌水分过多或过少。

Raemx doiq doenghgo gvanhaeh gig daih. Mbouj miz raemx, doenghgo couh mbouj ndaej didmaj. Goyw mbouj doenghgo yw doiq raemx iugouz mbouj doxdoengz. Bingzciengz daeuj gangj, dingzlai doenghgo yw youq mwh didmaj de iugouz doek fwn aeu yinz, geih raemx daiq lai roxnaeuz daiq noix.

4. 空气/Hoengheiq

空气是植物生长的必需条件之一。植物的呼吸作用与光合作用都需要空气。药用植物栽培时注意使植株间留有一定距离，保持空气流通，使植物生长旺盛，减少病虫害。

Hoengheiq dwg gij diuzgen doenghgo didmaj bietdingh aeu daengz ndeu.

Gij diemcaw cozyung caeuq gvanghoz cozyung doenghgo, yaekaeu hoengheiq, ndaem doenghgo yw seiz aeu louzsim go caeuq go haemq doxliz di, dingj hawj gij hoengheiq riuzdoengh sawj doenghgo didmaj noengq ndei, gemj noix binghnonhaih.

5. 养分/Yangjfwn

植物必须吸收养分才能生长发育、开花、结果。经过长期的生产实践和科学试验，已知植物需要十几种化学元素作为养料，其中碳、氢、氧、磷、硫、钾、钙、镁等元素植物需要量较多，叫作大量元素；铁、铜、锰、硼、锌、钼等元素植物需要量很小，叫作微量元素。在这些元素里，碳、氢、氧是构成植物体的主要元素，占植物体总量的95％左右，它们是从空气和水中得来的；其他元素仅占4％左右，需从土壤里吸收。

Doenghgo bietdingh cupsou yangjfwn cijndaej didmaj、haiva、gietmak. Ginggvaq ciengzgeiz swnghcanj saedguh caeuq gohyoz sawqniemh, gaenq rox doenghgo aeuyungh cibgeij cungj vayoz yenzsu guh yangjliu, ndawde dan、gingh、yangj、linz、liuz、gyaz、gai、meij daengj doenghgo yungh liengh haemq lai, heuhguh dalieng yenzsu; dez、dungz、mungj、bungz、sinh、muz daengj doenghgo aeuyungh gij liengh gig noix, heuhguh veizlieng yenzsu. Youq ndaw yenzsu neix, dan、gingh、yangj dwg gyoebbaenz gij cujyau yenzsu doenghgo, ciemq aenndang doenghgo cungjliengh de 95％ baedauq, doengh gij neix dwg daj ndaw hoengheiq caeuq ndawraemx ndaej daeuj he; gaiqwnq yenzsu ngamq ciemq 4％ baedauq, yaek daj ndawnamh cupsou.

增施肥料主要是氮、磷、钾，称为肥料三要素。

Youq dem gya dwkbwnh fuengmienh cujyau yungh dan、linz、gyaz, cwngguh sam yausu bwnh.

氮：对植物生长，特别是对植物茎、叶的生长和体内生物碱、苷类和维生素等有效成分的形成与积累有重要作用。氮素缺乏时，植物往往出现生长发育不良，如嫩枝及叶呈淡绿色，下部老叶枯黄；果实小，并有早熟现象，体内有效成分降低等，导致产量不高，质量变劣。

Dan：Doiq doenghgo didmaj, daegbied dwg doiq gij ganj mbaw doenghgo de didmaj caeuq gwnzgo gij swnghvuzgenj、ganhlei caeuq veizswnghsu daengj doenghgij cingzfaenh raenhamq neix ndaejbaenz caeuq cwkrom ndaej de gig youqgaenj. Dansu mbouj gaeuq seiz，doenghgo baeznaengz couh didmaj mbouj yawx，lumj baenz nye oiq dem gij mbaw de heu damh，gij mbaw geq dauqlaj de reuqroz；mak iq，cix lumj miz gij yienghsiengq cingzsug caeux，gwnzgo gij cingzfaenh raenhamq de doekdaemq，bienqbaenz cingzsoq mbouj sang，go mbouj baenz go.

磷：对植物开花、结果有很大影响。它能促进植物地下部分特别是幼根的生长。缺磷时，植物生长缓慢，分蘗小，开花延迟，结果减少。

Linz：Doiq doenghgo haiva、gietmak miz gij yingjyangj gig daih. De ndaej coicaenh doenghgo gij bouhfaenh lajnamh de daegbied dwg gij rag iq de didmaj. Linz mbouj gaeuq seiz，doenghgo didmaj couh menh，doknyez noix，haiva nguh laeng，gietmak noix.

钾：对植物地下部分的生长发育和体内养分、有效成分、纤维素等的形成以及输送等都有重要作用。缺钾时，植物茎秆柔弱，容易倒伏，严重时老叶边缘干枯而呈烧边现象。

Gyaz：Doiq doenghgo bouhfaenh lajnamh de didmaj caeuq gwnzgo gij yangjfwn、gij cingzfaenh raenhamq、gij cenhveizsu daengj ndaej cauxbaenz dem soengq hawj cungj ndaej gig youqgaenj. Gyaz mboujgaeuq seiz，doenghgo goganj nyieg，yungzheih laemx，youqgaenj seiz mbaw geq henzbien de ro lumj gij bien deng coemh nei.

我们种药多年的经验：就地利用杂草、树叶有机质，就地堆肥，就地使用，效果好。

Gij gingniemh dou ndaem yw lai bi de dwg：Couhdieg aeu gij rum、gij rongfaex，couhdieg oemq bwnh，couhdieg sawjyungh，gig raenhamq.

6. 土壤/Namh

土壤是由岩石风化及腐败的动植物残体混合生成。植物之所以能在土壤里生长，是因为土壤具有一种重要的特性——肥力。肥力是指土壤在植物生长过程中，及时并且不间断地供给植物以最大量的有效养料及水分的能力。土壤以土粒大小及腐殖质含量多少分为以下几类。

Namh dwg youz cungj rin fungvaq caeuq gij nyaq lw doengduz sei duz doenghgaiq nduknaeuh de doxgyaux baenz he. Doenghgo vihmaz ndaej youq ndawnamh didmaj，dwg aenvih gij namh daiqmiz cungj daegsingq youqgaenj ndeu——bwnh lig. Bwnh lig couhdwg naeuz gij naengzlig diegnamh youq doenghgo didmaj gocwngz ndaw de, gibseiz caemhcaiq mbouj dingz mbouj duenh daeuj gunghawj doenghgo daihbaj mizyauq yangjliu dem raemx. Diegnamh ciuq gij co mienz caeuq fujcizciz hamzliengh lainoix faen baenz lajneix geij loih.

砾土：含有大量石砾。土质极粗，土性贫薄，漏水漏肥，不适合大多数药用植物生长。

Namhreq: Hamz miz haujlai rinreq. Dieg namh gig co, dieg byom namh mbang, laeuh raemx laeuh bwnh, dingzlai doenghgo yw mbouj habngamj didmaj.

沙土：主要含粗沙和细沙。土质疏松，多孔，漏水漏肥，可种莪术。

Dieg sa: Cujyau hamz sa co caeuq sa mienz. Dieg namh mboeng, congh lai, laeuh raemx laeuh bwnh, goj ndaej ndaem ginghgunh.

壤土：由较粗和较细的两种土粒所组成。其中含沙较多的为沙质壤土，含沙少而黏土多的为黏质壤土。

Doem: Youz gij namh haemq co caeuq haemq saeq song cungj gyaux baenz. Ndaw de hamz sa haemq lai de heuh dieg sa, hamz sa noix cix namh niu lai de, heuh dieg namhniu.

黏土：含有多量的黏胶粒。此类土壤质地黏紧，耕作费力，幼苗出土困难，排水不良，但保肥保水力强。

Namhniu: Hamz miz haujlai doengh naed gyaunem de. Cungj dieg namh neix niu net, hoj dajndaem, nyod oiq hoj did ok namh, mbouj ndei baiz raemx, hoeng bauj bwnh bauj raemx dauq ak.

腐殖质土：腐殖质是土壤中的已死的动植物体经微生物分解后而产生的一种黑色或暗褐色胶体有机物质，是土中之宝，很适合种植药用植物。

Dieg namh'oemq: Dieg namh'oemq dwg doenghgij doenghduz doenghgo gaenq dai ndawnamh ginggvaq veizswnghvuz faengej le cix miz cungj gyauhdij youjgih vuzciz saek ndaem roxnaeuz saek henjndaem de, dwg gij dijbauj ndawnamh, gig hab ndaem doenghgo yw.

第三章 药用植物常用采制方法/
Cieng Daihsam Gij Fap Baeznaengz
Souyaeb Gyagoeng Doenghgo Yw

药材的合理采制，与季节、药用植物种类、药用部位以及有效成分含量的多少等有关。适时和合理地采收药用植物，可以提高产量，保证药材质量，保护和扩大药材资源。以下介绍以壮药为主的药用植物常用采制方法。

Hableix souyaeb gyagoeng doenghgo yw, caeuq fawh geiqciet、gij cungjloiz goyw、giz guh yw de dem gij cingzfaenh raenhamq de hamzliengh lainoix daengj miz gvanhaeh. Habseiz caeuq hableix dwk souyaeb goyw, ndaej daezsang canjliengh, baujcingq gij yw baenzyw, henhoh caeuq gyadaih gij swhyenz yw. Lajneix daeuj geqnaeuz gij banhfap baeznaengz souyaeb caeuq gyagoeng doenghgo yw aeu Ywcuengh guhgoek de.

一、药用植物的采收/It、Souyaeb doenghgo yw

1. 叶和全草/Mbaw caeuq daengx go

叶和全草应在夏季枝叶生长茂盛、色青浓绿、花未开放或果实未成熟前，有效成分含量最高时采收。一旦开花或结果，则叶肉内贮藏的有机物质和无机物质就已向花、果转移，影响药材质量，如芸香草、千里光、穿心莲、藿香等；但薄荷、仙鹤草等要在花尚未形成前采收；马鞭草等则以花完全开放后采收为好；枇杷叶、银杏叶等需落地后收集，桑叶等需经秋霜打后采收。

Mbaw caeuq daengx go wnggai youq mwh seizhah nye mbaw didmaj noengq mwn、saek heuswdswd, va caengz hai roxnaeuz mak caengz cingzsug gaxgonq, gij cingzfaenh raenhamq hamzliengh ceiq sang seiz souyaeb. Caenhnaeuz de baez haiva le roxnaeuz gietmak le, gij mbaw ndaw de yo gij youjgih vuzciz caeuq vuzgih vuzciz, couh gaenq yiengq gij va、gij mak de senj bae lo, yingjyangj guh yw, lumj hazrang、go'nyaenhhenj、nyafaenzlenz、 gozyangh daengj；hoeng gobozhoz、nyacaijmaj daengj aeu youq va mbouj caengz baenz gaxgonq souyaeb；gobienmax daengj dauqfanj deq va cungj hai caez le souyaeb ceiq ndei；mbaw bizbaz、mbaw yinzhing daengj aeu deq loenq le menh yaeb，hoeng mbaw nengznuengx daengj aeu ginggvaq mwicou dwk gvaq le menh souyaeb.

采收方法：采用割取或摘取。

Gij fap souyaeb：Gvej aeu roxnaeuz mbaet aeu.

2. 根和根茎/Gij rag caeuq ganjrag

根和根茎宜在秋末至春初生长停止，地上部分枯萎的休眠期采集。因为此时药用植物的营养物质蕴藏于地下茎及根部，所含的有效成分含量也最高，如百部、玉竹、香附子、黄药子、射干、莪术等。但少数种类，如白芷、当归等，为了避免抽薹开花，不因空心或木质化而失去药用价值，应在生长期采收地下根茎。根皮类药材的采收年限因种类和生长习性等的不同而异，如天南星、郁金、草乌等当年栽种当年即可采收，而威灵仙、虎杖、射干、麦门冬、何首乌等则要栽培 2～4 年才能采收，刺加皮等则需栽培 5 年后才能采收。

Rag caeuq ganjrag de hab youq mwh sat cou daengz haeuj cin de dingzcij didmaj, bouhfaenh gwnznamh de ganreuq seiz yaeb aeu. Aenvih mwhneix gij yingzyangj vuzciz doenghgo yw yo youq ganj lajnamh dem mwnq goek de, soj hamz gij hamzliengh cingzfaenh raenhamq de cix ceiq sang, lumj maenzraeu, yicuz, gocidmou, goyazbyah, goriengbyaleix, ginghgunh daengj. Hoeng miz mbangjdi cungjloih, lumj gobwzcij, danghgveih daengj, vih mienx de ok reuz haiva, mbouj hawj de sim hoengq roxnaeuz fatfaex saet bae le gij ywyungh gyaciz, wnggai youq mwh de didmaj he souyaeb gij ganjrag lajnamh. Gij nienzhanh souyaeb cungj yw naengrag de, yawj gij cungjloih caeuq gij singqcaet didmaj daegdiemj ma guh, lumj gobiekngwz, gohinghenj, gocaujvuh daengj bi de ndaem bi de couh ndaej sou, dauqdwg godietsienq, hujcang, goriengbyaleix, maenzgya daengj yaek ndaem miz 2 ～ 4 bi cij ndaej sou, go'nguxgyah daengj cix aeu ndaem miz 5 bi gvaqlaeng cij ndaej sou.

采收方法：一般多用挖取，然后剥下根皮，取地下根茎、鳞茎、块茎、块根等入药。挖取时要保持完整，避免损伤而影响药材质量。

Gij fuengfap souyaeb：Bingzciengz vat aeu dingzlai, yienzhaeuh bok gij naengrag bae, aeu gij ganjrag lajnamh、gyaeujganj、ganjmaenz、ragmaenz daengj ma guh yw. Vat aeu seiz yaek vat caezcingj, mienx deng sieng le yingjyangj guh yw.

3. 树皮和根皮/Naengfaex caeuq naengrag

树皮多在春夏之交、植物生长旺盛、树液流动最快时期采收，如杜仲、肉桂、厚朴、黄柏等。此时，树皮内汁液充足，有效成分含量最高，且易剥离，树皮完整。鸭脚木皮可全年采收。根皮多在秋季采收，如萝芙木。树皮、根皮的采收，容易损害植物生长，应当注意采收方法。有些干皮的采收可结合林木采伐来进行。

Naengfaex dingzlai youq mwh cin hah doxgap、doenghgo did noengq、iengfaex riuzdoengh ceiq vaiq seiz souyaeb, lumj goducung、go'gviq、gohoubuj、gobek daengj. Mwhde ndaw naengfaex gij raemxieng de lai, gij hamzliengh cingzfaenh raenhamq de ceiq sang, cix ndei bok naeng, naengfaex caezcingj. Gij naeng faexcaujbit goj baenzbi souyaeb. Naengrag dingzlai youq seizcou souyaeb, lumj faexlauxbaeg. Souyaeb naengfaex naengrag, yungzheih sienghaih doenghgo didmaj, souyaeb fuengfap wnggai dawz haeujrwz. Yaek sou mbangj gaiq naeng hawq goj ndaej deq mwh raemj faex de menh aeu.

采收方法：可采用环状剥皮、条状剥皮和砍树剥皮等方法剥取。

Gij fap souyaeb: Goj yungh cungj fap gvaengxgengx bok naeng、baenz diuz bok naeng caeuq raemj faex bok naeng daengj bok aeu.

4. 花/Va

花的采摘季节性较强，要求较严格。一般应于花蕾初放或含苞待放时，选晴天采摘。采摘过早，则气味不足；采摘过迟，则花瓣已散落，破碎后难以收集，如金银花、茉莉花、洋金花等。但花粉类药材则要在花盛开时采集，如菊花、鸡蛋花等。对花期较长、花朵陆续开放的药用植物，还必须分期分批采摘，以保证药材的质量和产量。如红花在花冠由黄色变为橘红色时，于早晨采摘小花，并分期摘收。

Souyaeb va aeu yawj fawh cij ndaej, iugouz haemq yiemz. Bingzciengz wnggai youq valup ngamq hai roxnaeuz lupva yaek hai seiz, senj ngoenz mbwnrongh de souyaeb. Souyaeb caeux lai, cix heiq va mbouj gaeuq; souyaeb nguh lai cix limqva loenq liux, va soiqvaih le couh hoj souyaeb, lumj ngaenzva'bya、vamaedleih、mwnhdaxlaxhau daengj. Hoeng cungj yw fwnjva de cix yaek deq mwh va haihoengh seiz souyaeb，lumj vagut、va'gyaeqgaeq daengj. Doiq doenghgo yw va geiz haemq raez、dujva laebdaeb hai de，lij yaek aeu faen geiz faen bad dwk souyaeb，yaek baujcingq gij yw baenzyw caeuq canjliengh. Lumj gaeusammbaw gij vamauh daj henj bienq baenz henjhoengz seiz，couh daihcaeux souyaeb dujva de，caemh faen geiz souyaeb.

采收方法：一般采用摘取。

Gij fap souyaeb：Bingzciengz dwg mbaet aeu.

5. 果实、种子/Aenmak、ceh

多数种类在秋天果实完全成熟时采摘，如八角、苦楝子、栀子、木鳖子、使君子、砂仁、白扁豆、罗勒等；有少数种类要在果实尚未成熟为幼果时采收，如青皮、枳实、乌梅等。果实成熟期不一致的种类要随熟随采，采摘过早，肉薄产量低；采摘过迟，则肉松弛，质量差。多汁浆果，如龙眼、山茱萸、枸杞采摘后应避免挤压，少翻动，以免碰伤，影响药材质量。种子类药材要在种子充分成熟、籽粒饱满时采收，如决明子、青葙子、大蓟等。成熟期不一致的种子，应于种子将要成熟时，分批摘取，然后晒干脱粒收集种子。采摘过迟，则种子容易散落，难以收集。

Haujlai cungjloih dwg youq seizcou aenmak gaenq cingzsug ndei le cij sou mbaet，lumj batgak、cehrenh、lwghenj、cehmoegbiet、cehcijginh、sahyinz、duhbaphau、roixlanz daengj；miz mbangj cungjloih cix yaek youq aenmak caengz cingzsug lij dwg maklwg seiz couh souyaeb，lumj makheu、makdoengjsoemj、makmoizloemz daengj. Doenghcungj aenmak fawh cingzsug mbouj doxdoengz de yaek doqcug doqsou，sou caeux lai，maknoh mbang canjliengh daemq，sou nguh lai，maknoh soeng，mbouj daih baenz yw. Cungj aenmak raemxxieng lai de，lumj maknganx、cazladndoeng、gaeujgij sou mbaet le wnggai mbouj hawj de deng daenz，noix fan de，mienx deng sieng，yingjyangj guh yw. Cungj yw aeu gij ceh ma guh de yaek youq gij ceh gaeuq cingzsug、naed fag seiz souyaeb，lumj cehmbej、nyadangjmaj、linzswj daengj. Gij ceh fawh cingzsug mbouj doxdoengz de，wnggai youq gij ceh yaek cingzsug seiz，faen buek sou mbaet，yienzhaeuh dak hawq duetnaed soucomz gij ceh. Sou nguh lai，cix hawj gij ceh yungzheih loenq doek，hoj sou.

采收方法：摘取或割取。

Gij fap souyaeb：Mbaet aeu roxnaeuz gvej aeu.

二、采收中应注意的事项/Ngeih、Souyaeb ndaw de gij saehhangh wnggai dawz haeujsim de

1. 扩大药用部分/Gyadaih doenghgiz guh yw de

如杜仲为乔木植物，药用部分原为树皮。通过对树皮、树枝、树叶及种子中化学成分的分析，发现树枝、树叶中也含有与树皮相似的成分，可代杜仲皮入药。蛔蒿原用花蕾入药，但经试验证实，营养期其叶中也含有山道年成分，含量与花蕾相似，也可药用。浙贝母的花制成流浸膏或浸膏片，可代浙贝母入药。动物类药材中有以僵蛹代僵蚕入药等。

Lumj go iethoux dwg doenghgo faex, giz ywyungh de yienzlaiz dwg naengfaex. Doenggvaq cekgej gij vayoz cingzfaenh ndaw naengfaex、nyefaex、mbawfaex dem ndaw ceh de le, ndaw naengfaex、nyefaex de caemh hamz miz gij cingzfaenh caeuq naengfaex doxdoengz de, goj ndaej dingj naeng ducung guh yw. Godoengzhaudeh yienzlaiz aeu gij valup de, hoeng ginggvaq sawqniemh le, mwh bouj de gij mbaw ndaw de caemh hamz miz gij cingzfaenh sanhdaunenz, hamzliengh caeuq gij valup doxlumj, caemh ndaej guh yw. Gij va gobeimuj Cezgyangh ngauz baenz gau roxnaeuz baenz ceh, goj ndaej dingj gobeimuj Cezgyangh guh yw. Gij yw cungjloih doenghduz ndaw de miz aeu nonreh gyaengj daeuj dingj nonsei gyaengj guh yw daengj.

2. 保护野生药源/Henhoh dieg goek ywcwx

①有计划地采收，不要积压浪费，有些药用植物久贮易失效。②合理采收，只用地上部分的要留根，一般要采大留小，采密留稀，合理轮采。③封山育药，有条件的地方，在查清当地药源和实际需要之后，应把所属山地分区轮采，实行封山育药。

①Miz dajsuenq dwk ra yw, gaej yungh cwkat saisaengq, miz doengh yw, cuengq nanz le couh mbouj baenz yw lo. ②Habdangq souyaeb, dan yungh gij bouhfaenh gwnznamh de nei yaek louz rag, bingzciengz dwg yaeb go hung louz go iq, yaeb mwnq nyaed louz mwnq mbang de, hableix lwnz aeu. ③Fung ndoeng ganq yw, giz dieg miz diuzgen de, youq loengh cingcuj dangdieg goekyw caeuq saedsaeh aeuyungh le, dawz mwnq dieg ndoeng sojgvi de faen gvaeglaeng dwk lwnz sou, saedhengz fung ndoeng ganq yw.

三、药用植物初加工/Sam、Codaeuz gyagoeng doenghgo yw

各类药材采收后，必须在产地就地进行初步加工，防止药材霉烂变质，便于分级、药用与炮制，利于贮藏与调运。

Gak cungj yw souyaeb ma le, bietdingh couhdieg guh codaeuz gyagoeng, re gij yw fatmwt bienq vaih, fuengbienh faengaep、roengz yw caeuq aeuqgoen, cix ndei yocangz caeuq daehyinh.

常用的初加工方法如下。

Gij fuengfap codaeuz gyagoeng ciengzyungh de lumj lajneix.

1. 叶和全草/Cungj mbaw caeuq gij daengx go

一般收割后置于通风干燥处阴干或晒干，在未完全干透之前，将其扎成小捆，再晾晒至全干，如紫苏、薄荷等。对一些肉质叶类，如垂盆草、马齿苋等，因叶肉肥厚，含水量较高，需先用沸水焯后再干燥。

Bingzseiz sou gvej le cuengq youq gizdieg doeng rumz hawq ndei de langhrumz roxnaeuz dakhawq, you caengz gaeuq hawqsauj gaxgonq, dawz de cug baenz bog iq, caiq langh daengz hawq gyo bae, lumj sijsu、bozhoz daengj. Doiq mbangj cungj mbaw baenz noh de, lumj nyafaengzbengj、byaekbeiz daengj, aenvih mbawnoh nabiz, hamzmiz raemx lai, yaek sien aeu raemxgoenj dangq gvaq le caiq langh hawq.

2. 根和根茎/Rag caeuq ganjrag

挖取根及地下茎后，要先除去泥土、须根和残留枝叶，再进行分级、清洗、刮皮或切片。对于质地坚硬、难以干燥的根茎粗大的药材，如葛根、山奈、玉竹、白及、土茯苓、何首乌等，应趁鲜切片，再进行干燥；对于干后难以去除栓皮的药材，如半夏、桔梗、芍药、牡丹皮等，应趁鲜去除栓皮；有些药材，如郁金、黄精、土人参等，要先蒸煮，再晒干；对一些肉质、含水量大的块根、鳞茎等药材，如百部、天门冬、麦门冬等，应先用沸水略焯一下，再切片干燥；有些种类的药材，如玄参、牡丹皮、白芍等，还需要反复进行"发汗"（即回潮），才能完全干燥。

Vat aeu gij rag dem gij ganj lajnamh le, yaek sien cawz doenghgij naez、 ragsei caeuq gij mbawnye louzlw de，yienzhaeuh caiq dawz ma faengaep、swiqseuq、gvet naeng roxnaeuz lap limq. Doiq gij yw ganjrag hungloet hoj hawq cix geng de，lumj maenzgat、hinggaeq、yicuz、bwzgiz、gaeulanghauh、maenzgya daengj，wnggai swngz mwh ndip lap limq，caiq langh hawq；doiq cungj yw hawq le hoj mbek cawz gij faexunq de，lumj gobuenqhah、gizgwnj、gocozyoz、naengmauxdan daengj，wnggai swngz mwh ndip de cawz gij faexunq bae；miz mbangj gaiq yw，lumj gohinghenj、ginghsw、gocaenghnaengh daengj，aeu sien naengj gvaq，yienzhaeuq caiq dak hawq；doiq mbangj cungj ragmaenz、gyaeujganj daengj gij baenz noh，hamz miz raemx lai de，lumj maenzraeu、denhdungh、megdoengdaengj，wnggai sien aeu raemxgoenj baez dangq ndeu，caiq lap limq langh hawq；miz mbangjgaiq yw，lumj caemhmbaemx、naengmauxdan、gobwzcozdaengj，lij aeu mboujduenh hawj de "ok hanh" couhdwg (hoizyinh)，cijndaej hawqsauj caez.

3. 树皮和根皮/Naengfaex caeuq naengrag

树皮和根皮采剥后，一般趁鲜切成块或片，直接晒干。但有些种类如黄柏、牡丹皮等采收后应立即刮去栓皮；而肉桂皮、厚朴皮、杜仲皮等应先用沸水淋烫，然后取出，纵横堆叠加压，覆盖稻草，使之"发汗"，待内皮变为紫褐色时，再蒸软，刮去栓皮，切成丝或片，或卷成筒，最后晒干或烘干。

Naengfaex caeuq naengrag bok aeu le，bingzciengz swngz mwh ndip de lap baenz ndaek roxnaeuz baenz limq，cigsoh dak hawq. Hoeng miz mbangj cungj lumj gobek、naengmauxdan daengj sou le wnggai sikhaek gvet cawz gij faexunq de bae；caiqlix naenggviq、naenghoubuj、naengducung daengj wnggai aeu raemxgoenj dangq gvaq，yienzhaeuh dawz aeuj vetvang doxdaeb doxdaenz，aeu nyangj cwgoemq，oemq de "ok hanh"，deq caengz naeng baihndaw de bienq saek aeujgeq seiz，caiq naengj unq，gvet gij faexunq bae，saemz baenz sei roxnaeuz baenz limq，roxnaeuz gienj baenz doengz，doeklaeng dakhawq roxnaeuz ringhawq.

4. 花/Va

一般采后直接置于通风干燥处摊开阴干，亦可置于低温条件下迅速烘干。加工时，应保持花朵完整，颜色鲜艳，保持浓厚的香气，避免有效成分的散失，如红花、茉莉花、金银花等。还有少数种类的药材，如杭白菊等需要蒸后

17

干燥。

Bingzciengz sou ma le cigsoh cuengq youq giz dieg doeng rumz hawqndei de mbe hai langhrumz, caemh goj youq gij diuzgen dohraeuj daemq de vaiqdi ringhawq. Gyagoeng seiz, wnggai dingjhawj dujva de caezcingj, yienzsaek ronghsien, dingjhawj de heiqrang fwtfwt mienxhawj gij cingzfaenh raenhamq de sanq bae, lumj gaeusammbaw、vamaedleih、ngaenzva'bya daengj. Lijmiz gij yw cungjloix gig noix de, lumj vaguthau Cezgyangh daengj aeu naengj le langh hawq.

5. 果实、 种子/Aenmak、 ceh

一般果实采收后可直接晒干。对一些果实较大、不易干透的药材，如木瓜、佛手等，应先切片后再晒干；以果肉或果皮入药的药材，如山茱萸、栝楼等，应先除去果核或剥皮、去瓤，然后晒干。此外，还有少数药材需要烘烤烟熏后再供药用，如乌梅等。成熟种子采收后，大多数可直接晒干、脱粒，有些则要去果皮或种皮，如薏苡仁、决明子等。还有一些种类的药材要打碎果核，取出种仁供药用，如杏仁、桃核仁、酸枣仁等。

Bingzciengz gij mak de sou ma le goj cigsoh dak hawq. Doiq gij yw mbangjcungj aenmak haemq loet、mbouj yungzheih hawqgyo de, lumj moeggva、makfuzsouj daengj, wnggai sien lap baenz limq le menh dak hawq; cungj yw aeu maknoh roxnaeuz naengmak guh yw de, lumj cazladndoeng、gvahlouh daengj, wnggai sien dawz gij ngveihmak ok roxnaeuz boknaeng、gvet gij rongz de, yienzhaeuh dak hawq. Linghvaih, lij miz mbangj gaiq yw yaek aeu ring gangq hoenz oenq le menhcij gunghawj guh yw, lumj makmoizloemz daengj. Gij ceh cingzsug de sou ma le, dingzlai goj cigsoh dak hawq duetnaed, miz mbangj cix yaek mbiq gij naengmak roxnaeuz naeng ceh bae, lumj haeuxlidlu、gombej daengj. Lijmiz mbangj gaiq yw yaek dawz gij ngveihmak de dub soiq, aeu gij ceh cungj de daeuj guh yw, lumj naedgingq、hwzdauz、cehmakmyaz daengj.

第四章　常用壮药材种植技术/
Cieng Daihseiq　Gij Fap Ndaem
Go Ywcuengh Ciengzyungh

百部/Gobegboiq

药用部分为根。有润肺、止咳、杀虫的作用。多年生缠绕草本，茎缠绕他物上升。

Giz guh yw dwg gij rag de. Ndaej nyinh bwt、dingz ae、gaj non. Cungj caujbwnj geujheux hwnj lai bi de，ganj geujheux doengh gaiq duengq doxhwnj.

生长习性：野生于山区、丘陵地带的灌木林或大石旁边较潮湿、肥沃的地方。

Gij singqcaet didmaj：Gag hwnj youq rog diegbya、ndoeng faexcaz ranghdieg ndoilueg roxnaeuz gizdieg bangx rinhung giz haemq cumx、namhbiz de.

繁殖方法：种子繁殖和分根繁殖。

Gij fap sanjfat：Doekceh ndaem caeuq faen rag ndaem.

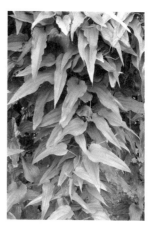

百部/Gobegboiq

种子繁殖：于清明前后育苗，苗床先打细土，施放基肥后条播，行距6～10厘米，开浅沟播入，覆土约1厘米厚，播后浇水，保持土壤湿度。苗高约10厘米时可移植，行距约50厘米，株距约30厘米。

Doekceh ndaem：Youq cingmingz gonqlaeng，sien ganq miuz，dieg doekceh sien dub mienz gonq，dwk bwnhdaej doekceh baenzcoij，coij gek 6～10 lizmij，hai rongh feuh vanq ceh，moek doem daihgaiq 1 lizmij na，vanq ceh le rwed raemx，namh ciengzseiz nyinhcumx. Mwh gomiuz sang daihgaiq 10 lizmij le ndaej senjndaem, coij gek 50 lizmij, go gek daihgaiq 30 lizmij.

分根繁殖：清明前后，未萌芽前挖出根部，取上部根芽，按大小分成 3～5 株，每株有芽 2～3 个，然后分别栽种，穴栽，行距约 50 厘米，株距约 30 厘米，栽后浇水。

Faen rag ndaem：Youq cingmingz gonqlaeng, caengz didnyez gaxndonq vat ok rag goenq, aeu gij nyezrag baihgwnz, ciuq hung iq faenbaenz 3～5 go, moix go miz nyez 2～3 da, doeklaeng baez go baez go ndaem, ndaem gumz, coij gek daihgaiq 50 lizmij, go gek daihgaiq 30 lizmij, ndaem le rwed raemx.

田间管理：苗高约 30 厘米时搭架，以利生长。注意除草、施肥，以农家肥或杂草树叶堆肥为好。注意防治病虫害。

Ndaem gvaq guenjleix：Miuz sang daihgaiq 30 lizmij le dap gyaq, ik de didmaj. Haeujsim cawz rum、dwk bwnh, aeu bwnhranz roxnaeuz nyap rum rongfaex oemq bwnh ceiq baenz. Haeujsim fuengzceih bingh nonhaih.

采收加工：栽种 3 年后采挖。春季萌芽或秋季枯萎后，将根挖出，其上部分根可剥去栽种，其余根块洗净，在开水中浸烫透后晒干，即可上市出售。

Souyaeb gyagoeng：Ndaem ndaej 3 bi le sou vat. Seizcin didnyez gaxgoenq roxnaeuz seizcou ganreuq le, vat gij rag okdaeuj, gij faen rag baihgwnz de ndaej cek bae ndaem, lw roengz ma gij rag maenz de swiq seuq, dwk roengz raemxgoenj cimq daeuq le dak hawq, couh ndaej dawzdaeuj gai lo.

百合/Gobebhab

药用部分为鳞茎。有润肺止咳、清热安神、利尿的作用。

Giz guh yw dwg gij gyaeujganj de. Ndaej nyinh bwt dingz ae、siu huj simdingh、ndei oknyouh.

多年生草本，高 60～100 厘米，茎直立，不分枝，常有褐色斑点。叶互生无柄，叶片线状披针形，呈长椭圆状披针形。花大形，白色微带红色单生于茎顶，平伸或稍向下垂。果实

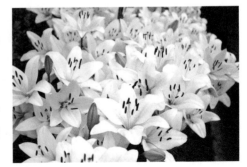

百合/Gobebhab

长卵球形，成熟后开裂，内有许多种子。

Cungj caujbwnj hwnj lai bi de，sang 60～100 lizmij，ganj daengjsoh，mbouj dok nye，ciengzseiz miz diemjraiz henjgeq. Mbaw did doxcah mbouj miz gaenq，limqmbaw lumj sienq byai ciemh soem，baenz luenzbomj raez byai menh soem. Va hung，saekhau loq mizdi hoengz，dan did youq dingj ganj，iet soh roxnaeuz loq buep doxroengz. Aenmak lumj luenzbomj raez，cingzsug le aen de cou dek，ndawde miz haujlai ceh.

生长习性：野生于林边、草边和土壤肥沃处。宜凉爽、干燥气候，以沙质壤土为最好。

Gij singqcaet didmaj：Gag hwnj youq henz rogndoeng、henz nywj caeuq giz namh biz. Hab dienheiq liengzsangj、hawqsauj，youq dieg sa ceiqndei.

繁殖方法：鳞茎繁殖和小鳞茎繁殖。

Gij fap sanjfat：Aeu gij gyaeuz sanjfat caeuq gij limq gyaeuz sanjfat.

鳞茎繁殖：选取质量好而粗壮的鳞茎，用竹刀切去基部，使鳞片分离，于9～10月将鳞片栽植于苗床。苗床宜选沙质壤土及向阳温暖处，精细整地，做畦。按行距约20厘米、株距约3厘米开沟，将鳞片排列于沟内，覆土约3厘米厚。第二年秋季，鳞茎长成指甲大小时取出，作为繁殖材料，继续栽培2年。

Gij gyaeuz sanjfat：Senj aeu gij gyaeuz youh ndei youh hung de，aeu caxruk donj dawz gij gongq de deuz，sawj gij limq gyaeuz de faenliz，youq 9～10 nyied dawz gyaeuzceh ndaem youq dieg doekceh. Dieg doekceh hab senj youq mwnq dieg sa dem dieg yiengq ndit raeuj de，cingj ndei diegreih，guh baenz byongj. Ciuq coij gek 20 lizmij、go gek 3 lizmij hai rongh，dawz gyaeuzceh baizlied youq ndaw rongh，lumx namh daihgaiq 3 lizmij na. Bi daihngeih seizcou gij gyaeuz de did ok lumj gyaepfwngz hungiq，mwhneix dawz gij gyaeuz vat okdaeuj，ma guh ceh sanjfat，laebdaeb ndaem 2 bi.

小鳞茎繁殖：此法用于能生小鳞茎的种。在9～10月收获百合时，将小鳞茎同时采收，进行培育，第二年9月挖出，再定植。

Gij limq gyaeuz sanjfat：Cungj fuengfap neix yungh youq gijceh ndaej maj gyaeujganj lwg. Youq 9～10 nyied mwh sou beghab de，doengzseiz sou aeu gyaeujganj lwg，aeu daeuj sanjfat，bi daihngeih 9 nyied vat okdaeuj senjndaem.

定植：选纯白、紧密抱合、无病虫害的鳞茎做定植材料。秋季栽植前先深翻土地，打细耙平，行距约30厘米，开深约15厘米的沟，然后按株距约20厘米，将鳞茎排列于沟内，施放堆肥、盖土。

Senjndaem：Senj aeu gyaeujganj hauseuq、gothob gaenjmaed、mbouj miz binghnonhaih guh ceh senjndaem. Seizcou dajndaem gaxgonq sien cae reih laeglumx, dub mienz baz bingz, coij gek 30 lizmij, hai rongh laeg daihgaiq 15 lizmij, doeklaeng ciu go gek 20 lizmij, dawz gyaeujganj baizlied youq ndawrongh, dwk bwnh'oemq lumx namh.

田间管理：除草，松土，施农家肥，注意防治病虫害。

Ndaem gvaq guenjleix：Cawz rum, soeng namh, dwk bwnhranz, haeujsim fuengzceih bingh nonhaih.

采收加工：鳞茎繁殖2年后秋季地上茎叶枯萎时采收。挖出后，洗净泥土，在鳞茎上部横切一刀，鳞片即散开，用开水烫或蒸5～10分钟至百合边缘柔软或背面出现极小的裂纹时，迅速捞出，用清水洗去黏液，摊开晒干，即可上市出售。

Souyaeb gyagoeng：Gyaeujganj sanjfat 2 bi le seizcou ganj loh gwnznamh sukreuq le souyaeb. Vat okdaeuj le, swiq seuq namhnaez, youq gwnzdingj gyaeujganj vang ronq mbat caq ndeu, limq gyaeujganj couh sanqhai, aeuq raemxgoenj log roxnaeuz naengj 5～10 faencung daengz henz beghab unqnup roxnaeuz baihlaengh miz raizseg gig iq le, couh vaiqdi vax okdaeuj, aeu raemxsaw swiqdeuz raemxniu, mbe langh dak hawq, couh ndaej gai lo.

半夏/Gobuenqhah

别名三步跳、三叶半夏。药用部分为块茎。有燥湿化痰、和胃降逆、消肿散结的作用。

Coh'wnq gosanhbudiu、gobuenqhah sammbaw. Giz guh yw dwg ganjsawz. Ndaej sauq daep vaq myaiz、huz dungx gyangq ngig、siu foeg sanq duq.

生长习性：野生于山坡或阴湿的草丛和林下，池塘旁，水田周围，房前屋后。喜沙土和肥沃的腐殖质土。

Gij singqcaet didmaj：Gag hwnj you gwnz ndoibya roxnaeuz byoznywj cumxraemh caeuq lajfaex ndawndoeng, bangxdaemz, henznaz, dangqnaj ranz baihlaeng ranz. Haengj dieg sa caeuq ndawnamh hamz miz doengh gaiq nduknaeuh de.

繁殖方法：块茎繁殖。可在林下种植，套种生长良好。整地，起畦，施足基肥，行距约 20 厘米，株距约 10 厘米，穴栽，每穴 1 块，覆土约 3 厘米厚，栽后浇水。以每年清明前后种植为宜。

Gij fap sanjfat：Ganjsawz guh ceh daeuj ndaem. Ndaej youq ndawndoeng lajfaex dajndaem, dauqndaem, didmaj

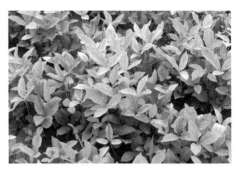
半夏/Gobuenqhah

ndei. Cingj dieg, hwnjluengx, dwk gaeuq bwnhdaej, coij gek daihgaiq 20 lizmij, go gek daihgaiq 10 lizmij, gumz ndaem, moix gumz 1 ngauq, lumx namh daihgaiq 3 lizmij laeg, ndaem le rwed raemx. Youq binaengz cingmingz gonqlaeng dajndaem haemq baenz.

田间管理：注意除草施肥，以农家肥或堆肥为主。可施氮肥、磷肥、钾肥，每亩（1 亩≈667 平方米，下同）用 20～25 千克，注意不要让肥料粘在叶面上。雨水过多时要注意排水。有花葶时可剪除，使养分集中在地下块茎，利于增产。

Ndaem gvaq guenjleix：Haeujsim cawz rum dwk bwnh, aeu bwnhranz roxnaeuz bwnh'oemq guh goek. Goj dwk danlingyazfeiz, moix moux（1 moux ≈667 bingzfanghmij, laj doengz）yungh 20～25 ciengwz, haeujsim gaej hawj bwnh nem youq gwnzmbaw. Fwnraemx lai ne yaek haeujsim baiz raemx. Ok va seiz ndaej daet bae, hawj gij bouj de comz youq gij ganjsawz lajnamh, ik leih demsou.

采收加工：栽种 2 年后于冬季采收，洗净，除去外皮，晒干。

Souyaeb gyagoeng：Ndaem ndaej 2 bi le youq seizdoeng souyaeb, swiq seuq, vet caengz naeng baihrog, dak hawq.

注意：半夏有毒，切不可误食。触摸或加工完后用肥皂洗手即可。药用时需经炮制。

Cawq：Buenqhah miz doeg, ciengeiz gaej luenh gwn. Lumhlax gvaq roxnaeuz gyagoeng sat le yaek aeu genj daeuj swiq fwngz bae. Guh yw seiz yaek goen gvaq.

玉竹/Goyicuz

药用部分为块茎。有润肺养胃、生津止渴的作用。

Giz guh yw dwg gij ganjsawz de. Ndaej yinh bwt ciengx dungx, myaiz cuk dingz hat.

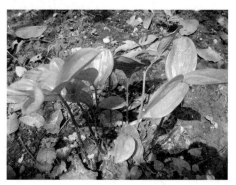

玉竹/Goyicuz

多年生草本，茎高 30～70 厘米，茎单一，向一边倾斜，基部无叶。叶互生，无柄，叶片长椭圆形，表面褐色，背面粉绿色。花生于叶腋，下垂，花梗上着生 1～2 朵花，花冠筒状，白色带淡绿色。浆果球形，成熟时呈紫色。

Cungj caujbwnj hwnj lai bi de, ganj sang 30～70 lizmij, ganj gagdog, yiengq mbiengj ndeuj mat, gizgoek mbouj miz mbaw. Mbaw doxcah, mbouj miz gaenq, mbaw yiengh luenzbomj raez, baihrog saek henjgeq, bailaeng saek faenjheu. Va maj eiqmbaw, duengh doxroengz, gwnz gaenqva maj miz 1～2 duj va, mauhva baenzdoengz, saekhau daiq heuoiq. Makieng luenz giuz, cingzsug le saekaeuj.

生长习性：野生于山野林下或石隙间。耐寒，喜凉爽、潮湿的环境。栽培选择适度荫蔽和潮湿的地方，以沙质壤土和腐殖质土最好。

Gij singqcaet didmaj：Gag hwnj youq ndawndoeng lajfaex roxnaeuz gehrin. Naih nit, haengj gizdieg liengzsangj、cumxmbaeq de. Dajndaem senj youq gizdieg haemq raemh caeuq cumxmbaeq de, ndaej youq mwnq dieg sa caeuq mwnq dieg namh hamz miz doengh gaiq nduknaeuh lai de ceiq ndei.

繁殖方法：主要用块茎繁殖。秋季地上部分枯萎后和春季萌发前，将根茎挖出，截成长 3～7 厘米并带 2～3 个节的小段作为种。行距约 30 厘米，株距约 10 厘米。种前整地，放足基肥，种后覆土约 3 厘米厚。

Gij fap sanjfat：Dingzlai aeu ganjsawz guh ceh daeuj ndaem. Seizcou gij gwznnamh sukreuq le caeuq seizcin didnyez gaxgonq, dawz ragsawz vat hwnjdaeuj, euj baenz duenh iq raez 3~7 lizmij caiq daiq 2~3 hoh guh ceh ndaem. Coij gek 30 lizmij, go gek 10 lizmij. Ndaem gonq cingj dieg, dwk gaeuq bwnhdaej, ndaem liux moek namh daihgaiq 3 lizmij na.

田间管理：注意除草，施农家肥，防病虫害。

Ndaem gvaq guenjleix：Haeujsim cawz rum, dwk bwnhranz, re binghnonhaih.

采收加工：栽种 3 年后于秋季采收，挖出后，除去地上茎及须根，晾至表面变黄，用手搓揉再晒，反复多次，最后晒干，即可上市出售。

Souyaeb gyagoeng：Ndaem ndaej 3 bi le youq seizcou souyaeb, vat hwnjdaeuj le, donj mbaenq gwnznamh bae caeuq cawz gij ragsei bae, dak daengz byaihrog bienq henj, aeu fwngz nunaenj caiq dak, laebdaeb geij baez, doeklaeng dak hawq, couh ndaej gai lo.

白及/Gobwzgiz

别名白根、地螺丝。药用部分为块茎。有补肺生肌、收敛止血的作用。

Coh'wnq bwzgwnh、dilozswh. Giz guh yw dwg ganjsawz. Ndaej bouj bwt maj noh、hobsou dingz lwed.

生长习性：野生于阴坡或森林田野间的草丛中。土壤多为沙质壤土。喜温和气候。

Gij singqcaet didmaj：Gag hwnj youq rogndoi gizbolaep roxnaeuz ndawbyozrum ndoengfaex rogdoengh. Namh dingzlai dwg dieg sa. Haengj dienheiq raeujrub.

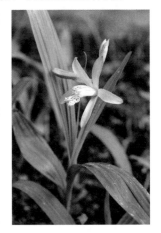

白及/Gobwzgiz

繁殖方法：块茎繁殖。整地，放足基肥，于清明前后按行距约 30 厘米、株距约 20 厘米穴栽，每穴 1 块，覆土约 3 厘米厚，栽后浇水。种块随收随种，不可久放，出苗前保持土壤湿润。

Gij fap sanjfat：Ganjsawz guh ceh daeuj ndaem. Cingj dieg, dwk gaeuq bwnhdaej, youq cingmingz gonqlaeng ciuq coij gek daihgaiq 30 lizmij、go gek daigaiq 20 lizmij ndaem gumz, moix gumz 1 ngauq, muk dom daihgaiq 3 lizmij laeg，ndaem le rwed raemx. Ndaem ngauq doq ndaem doq sou，mbouj ndaej naih cuengq，didngaz gaxgonq dingjhawj namh nyinhcumx.

田间管理：生长期间及时除草松土，施农家肥，干旱季节要浇水。苗高约3厘米时施人畜粪肥1次，6月再施1次草木灰，到秋季再松土施肥1次。

Ndaem gvaq guenjleix：Mwh didmaj ndaw de gibseiz cawz rum song namh，dwk bwnhranz，mbwn rengx yaek raed raemx. Mwh miuz sang daihgaiq 3 lizmij dwk bwnh haexvunz haex doihduz 1 baez，6 nyied caiq dwk 1 baez daeuhfeiz，daengz seizcou caiq song namh dwk bwnh 1 baez.

采收加工：栽后第三年于冬天采挖，除去地上茎叶及须根，选出苗种的块茎后，将其余块茎洗净，放入开水煮约10分钟，除去外皮，切片，晒干，即可上市出售。

Souyaeb gyagoeng：Ndaem le daihsam bi youq seizdoeng baeb vat，cawzbae gij ganj mbaw gwnznamh caeuq ragsei，senjok ganjsawz guh ceh le，dawz ganjsawz lw de swiq seuq，cuengq roengz ndaw raemxgoenj cawj daihgaiq 10 faencung，cawzok naeng baihrog，ronq gep，dak hawq，couh ndaej gai lo.

穿心莲/Nyafaenzlenz

穿心莲是壮族草药中的一味良药。味苦，有清热解毒、消炎的作用。各大制药厂需求量很大，有较好的发展前景。

Nyafaenzlenz dwg Ywdoj Bouxcuengh ndawde cuengj yw'ndei ndeu. Feih haemz，ndaej cing huj gaij doeg、siu yiemz. Gak aencangj hung guh yw gouzaeu liengh gig lai，miz fazcanj baenaj.

生长习性：喜湿润、阳光、肥地，宜选疏松肥沃的沙质壤土种植，也可在房前屋后、果树幼林中种植。

Gij singqcaet didmaj：Haengj nyinh、ndit、diegbiz，hab senj dieg sa mboeng biz daeuj ndaem，caemh ndaej youq dangqnaj ranz baihlaeng ranz、ndaw suenmak ndoengfaex oiq ndaem.

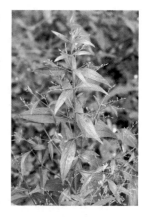

穿心莲/Nyafaenzlenz

繁殖方法：在广西以5月上旬播种育苗为宜。当苗高约10厘米时便可移栽，以在阴雨天起苗移栽为最好。行距约 30 厘米，株距约 20 厘米，种后淋足定根水。

Gij fap sanjfat：Youq Guengjsae 5 nyied ndwenco doekceh ganqmiuz ceiq ndei. Daengz gomiuz sang daihgaiq 10 lizmij le couh ndaej senj ndaem，youq doenghngoenz fwn'oemq de hwnjmiuz senjndaem ceiqbaenz. coij gek daihgaiq 30 lizmij，go gek daihgaiq 20 lizmij，ndaem le rwed raemx cuk dinghdoenj.

田间管理：适时除草、施肥。

Ndaem gvaq guenjleix：Habseiz cawz rum、dwk bwnh.

采收加工：10～11 月即可收割，洗净，晒干，即可上市出售。

Souyaeb gyagoeng：10～11 nyied couh ndaej dajsou，swiq seuq，dak hawq，couh ndaej gai lo.

半枝莲/Nomjsoemzsaeh

别名并头草、牙刷草。药用部分为全草。有清热解毒、消肿止痛、活血、抗癌的作用。是制药的重要原料，有较好的发展前景。

Coh'wnq rumbingdouz、rumcatheuj. Giz guh yw dwg daengx go. Ndaej cinghuj gaijdoeg、siufoeg dingzin、lwedbyaij、dingjanz. Dwg gij yienzliuh youqgaenj ciyozcangj，hwngfat baenaj gig ndei.

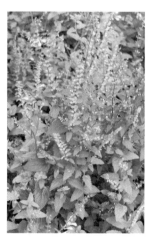

生长习性：生于山野潮湿处。耐寒，喜温暖、湿润环境，对土壤适应性较强，适于沙质壤土栽培。近年人工大量栽培。

Gij singqcaet didmaj：Hwnj youq rogndoi giz cumxmbaeq de. Naih nit，haengj seiqhenz raeuj、nyinh，doiq namh hab'wngq haemq giengz，hab youq dieg sa daeuj ndaem. Gaenh bi daeuj haujlai aeu vunz ndaem aeu.

半枝莲/Nomjsoemzsaeh

繁殖方法：育苗移栽或直播。春、夏、秋季均可播种，播种前结合整地，每亩施腐熟的农家肥 1000 千克、复合肥或饼肥 25 千克做基肥，耕耙做畦。苗床施足农家肥，整细整平，轻轻压实。每 3 平方米播种 50 克。每 50 克种子拌约 2.5 千克细湿土，充分拌匀，均匀撒播，不需覆土，保持土壤湿润，半个月可出苗。种子萌发最佳温度为 15～20 ℃。夏季育苗要搭 1 米高的通风棚，待苗齐即可拆除。早、晚各喷 1 次清水。苗高约 5 厘米时移栽，每穴 1 株，行距 25～30 厘米，株距约 15 厘米。栽后浇水保活。

Gij fap sanjfat: Ganq miuz senj ndaem roxnaeuz cigsoh doekceh. Seizcin、seizhah、seizcou sam geiq cungj ndaej doekceh, doekceh gaxgonq swngz cingj dieg, moix moux dwk bwnhranz oemq ndei de 1000 ciengwz、fuzhozfeiz roxnaeuz bwnhbingj 25 ciengwz guh bwnhdaej, caerauq hwnj byongj. Dieg ganqmiuz dwk gaeuq bwnhranz, dub mienz cingj bingz, loq naenx net. Moix 3 bingzmij doekceh 50 gwz. Doekceh seiz 50 gwz ceh daihgaiq gyaux 2.5 ciengwz namhmbaeq mienz, doxgyaux yinz dwk, dawz de vanq yinz, mbouj yungh lumx namh, dingjhawj gij namh nyinh mbaeq, buenq ndwen le couh goj dok ngaz. Mwh dok ngaz gij dohraeuj ceiqndei dwg 15～20 doh. Seizhah ganq miuz yaek dap bungzdoengrumz mij sang ndeu, deq gomiuz did caez couh ndaej cekcawz. Haet、haemh gak byoq 1 baez raemxsaw. Gomiuz sang daihgaiq 5 lizmij le senjndaem, moix gumz 1 go, coij gek 25～30 lizmij, go caeuq go doxgek 15 lizmij. Ndaem le rwed raemx bauj lix.

田间管理：及时中耕除草追肥，每亩施尿素 8～10 千克，追肥后以清水喷淋。每收割 1 次即除草施肥 1 次，连茬 4～5 年更新根苗。

Ndaem gvaq guenjleix: Gibseiz rongjreih cawz rum viqbwnh, moix moux dwk niusu 8～10 ciengwz, viqbwnh le aeu raemxsaw rwed. Sougvej 1 baez couh cawz rum dwkbwnh 1 baez, lienz miuz 4～5 bi vuenh ragmiuz moq.

采收加工：在开花盛期采集全草，洗净泥土，晒干，即可上市出售。每年可收 4～6 茬。收割时，留茬约 2 厘米，以利再生。每亩产干药 500～1000 千克。

Souyaeb gyagoeng: Youq mwh haiva mwncupcup de souyaeb daengx goyw, swiq seuq namhnaez, dak hawq, couh ndaej gai lo. Binaengz ndaej sou 4～6 miuz. Mwh sou de, louz miuz daihgaiq 2 lizmij, ndaej leih dauq did. Moix moux ndaej sou hawq daihgaiq 500～1000 ciengwz.

生姜/Hingndip

别名姜。药用部分为块茎。有解表散寒、温中止呕的作用。

Coh'wnq hing. Giz guh yw dwg ganjsawz. Ndaej gaijbiuj sanqndit、raeujndaw dingzrueg.

生长习性：喜温暖、湿润的气候，不耐寒、怕潮湿，怕强光直射。宜选择坡地和稍阴的地，以上层深厚、疏松、肥沃、排水良好的沙质壤土至重壤土为宜。

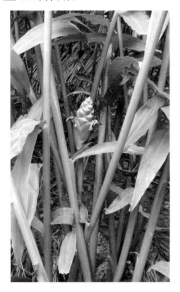

生姜/Hingndip

Gij singqcaet didmaj：Haengj gij dienheiq raeujrub、cumxnyinh、mbouj naihnit、lau cumxmbaeq、lau ndit mengx cig ciuq. Hab genj reihndoi caeuq dieg haemq raemh de，hab aeu caengz dieg sa baihgwnz laegna、mboengsoeng、bizbwb、baizraemx ndei de daengz caengz namh baihlaj de cij baenz.

繁殖方法：栽姜的地宜深耕 40～50 厘米，一般在 2 月 20 日前耕地，或挖地 1～2 次，耙细整平。姜地中部应略高于四周，周围应开深约 30 厘米的排水沟。如面积过大，地内应适当开沟，开好排水沟的姜地不必做畦。

Gij fap sanjfat：Dieg ndaem hing hab cae laeng 40～50 lizmij，itbuen youq 2 nyied 20 hauh gaxgonq caereih，roxnaeuz vat reih 1～2 baez，baz mienz cingj bingz. Reihhing cungqgyang hab loq sang gvaq seiqhenz，seiqhenz hab hai mieng baizraemx laeg 30 lizmij. Danghnaeuz mienhgvangq hung lai，ndawreih wnggai habdangq hai mieng，dieghing hai mieng baizraemx le gaej guhbyongj.

生姜宜在春分种完，宜早不宜晚。早栽的姜先生根后出苗，子姜向四周伸展；过了谷雨后栽的姜先出苗后生根，子姜只长半边。栽姜可采用穴栽，深约 15 厘米。若根茎过深，不成块状，会长成菜姜。若块茎过浅、表土易干，会生长不良。穴底要平，每穴放姜 1 块，芽子朝上，然后在穴内施入底肥。底肥可用腐熟油饼、堆肥、干畜肥、草木灰等混合而成，每亩施 1000 千克，最好再施加过磷酸钙 50～100 千克。施入底肥后覆土 3～4 厘米厚。

Hingndip hab youq cinfaen ndaem sat，hab caeux mbouj hab laeng. Hing ndaem caeux maj rag gonq le didngaz；hinglwg coh seiqhenz mbe'gvangq, gvaq goekhawx le ndaem gijhing de didngaz gonq le didrag，hinglwg cij maj mbiengj ndeu. Ndaem hing ndaej genjyungh ndaemgumz, laeg daihgaiq 15 lizmij. Danghnaeuz ragsawz laeg lai, mbouj baenzngauq, rox majbaenz hingbyaek. Danghnaeuz ngauqganj dinj lai、namh baihgwnz lolangh de ngaih hawq, maj mbouj baenz. daejgumz yaek aeu bingz, moux gumz cuengq hing 1 ngauq, nyezlwg coh baihgwnz, doeklaeng ndawgumz dwk bwnhdaej. Bwnhdaej ndaej aeu youzbingj oemqcug、bwnh'oemq、bwnh doihduz、daeuhfeiz daengj doxgyaux ndaej baenz，moix moux dwk 1000 ciengwz, ceiqndei caiq dwk roengz golinzsonhgai 50～100 ciengwz. Dwk roeng bwndaej le lumx namh 3～4 lizmij laeg.

田间管理：①补苗。生姜栽后，10 多天出苗。如发现缺苗，可用催芽的姜种补栽。②中耕除草，有草则拔除。③施肥。苗齐后每亩施人畜粪肥 1500 千克，立夏后再每亩施人畜粪肥 2000 千克，并覆土。芒种后再施 1 次肥，立秋前再施同第二次肥料的量。④灌水、排水。姜出苗后整个生长期保持土壤湿润，降雨过多时要及时疏通排水沟，避免积水。

Ndaem gvaq guenjleix：①Comj ceh. Hingndip ndaem le，10 lai ngoengz loh nyez. Danghnaeuz raen mbouj loh nyez, ndaej aeu hingceh oepngaz bouj ndaem. ②Rongjreih cawz rum，miz rum cix ciemzdeuz. ③Dwk bwnh. Didngaz caez le moix moux bwnh haexvunz haex doihduz 1500 ciengwz, laebhah le caiq moix moux dwk bwnh haexvunz haex doihduz 2000 cienzgwz, caiqlij lumx namh. Muengzcungq le caiq dwk 1 baez bwnh, dangqnaj laebcou caiq dwk bwnh caeuq baez daihngeih soqliengh doxdoengz. ④Guenq raemx、baiz raemx. Hing didngaz le baenzaen geizdidmaj dingjhawj namh nyinh, mwh doekfwn lai de yaek gibseiz deu mieng baiz raemx, mienx caeng raemx.

采收加工：随着天气逐渐转冷，气温日趋下降，生姜地上部分茎叶的养分逐渐枯竭，姜叶开始萎缩，茎秆变得枯黄，此时地下茎已充分膨大、粗壮、出现光泽，必须及时采收，摘除须根，带有少量湿润泥土，不用晾晒，把块根入窖备用。

Souyaeb gyagoeng：Riengz dienheiq baez di cienj nit，givwnh ngoenz daemq gvaq ngoenz，gohing bouhfaenh gwnznamh gij yangjfwn ganjmbaw baez de reuqndangj，mbawhing doq sukreuq，ganj bienqndaej reuqhenj，seizneix ganj lajnamh gaenq bongq gouq、cangqcwt、ndaej raen ngaeuzwenq，yaekaeu gibseiz souyaeb，mbaet deuz ragsei，daiq mizdi namh cumx，mbouj yungh langh dak，dawz baenzngauq roengz ndawgoengq bwhyungh.

天门冬/Denhmwnzdungh

别名天冬。药用部分为块根。有养阴润燥、清热降火、清肺生津的作用。

Coh'wnq denhdungh. Giz guh yw dwg ngauqragsawz. Ndaej ciengx yaem nyinh sauj、siu ndat gyangq huj、cing bwt seng raemx.

生长习性：野生于河边或向阳山坡上。喜温暖、潮湿环境，故应选择比较湿润、排水良好的地方栽培，以沙质壤土和腐殖质壤土最好，不宜在黏土中栽培。

Gij singqcaet didmaj：Gag hwnj youq rogndoi henzdah roxnaeuz gwnz bo gizcohndit de. Haengj gizdieg raeujrub、cumxmbaeq，ndigah hab senj gizdieg haemq nyinh baiz raemx haemq ndei de daeuj ndaem，ndaej cungj dieg dieg sa

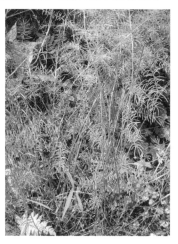

天门冬/Denhmwnzdungh

caeuq hamz miz doengh gaiq naeuhnduk lai de ceiq ndei，mbouj hab youq ndaw namhniu daeuj ndaem.

繁殖方法：有分根繁殖和种子繁殖两种，多数用分根繁殖。

Gij fap sanjfat：Miz faen raggoek ndaem caeuq doekceh ndaem song cungj，dingzlai dwg faen raggoek ndaem.

分根繁殖：整地起畦，放足基肥，3月下旬植株未萌芽前，将根挖出，分成3～5簇不等，每簇应有芽1～2个，每穴1簇，行距约50厘米，株距约30厘米，栽时用土把芽盖住，以利生长。

Faen raggoek ndaem：Cingj dieg hwnj byongj，dwk gaeuq bwnhdaej，3 nyied ndawnyieb daengx go caengz didnyez gaxgonq, dawz rag vat okdaeuj, faenbaenz 3～5 nyup mbouj daengj, moix yup hab miz nyez 1～2 da, moix gumz 1 nyup, go gek daihgaiq 30 lizmij, mwh ndaem de aeu namh dawz nyez moek dwk, ndaej leih didmaj.

种子繁殖：种子发芽率低，寿命约 1 年。7～8 月种子成熟时采下，除去果肉，晒干，再放在湿沙中于 10 ℃下保存。清明前后整地，放足基肥。点播，每穴放种子 8～10 粒，覆细土 3～4 厘米厚，浇水，保持土壤湿润。约 1 个月出苗。

Doekceh ndaem: Ceh ndaej didnyez daemq, souhmingh gij ceh daihgaiq 1 bi. 7～8 nyied ceh geq le, yaeb aeu, cawzok nohmak, dak hawq, caiq cuengqroengz ndaw sa cumx youq 10 doh doxroengz yo ndei. Cingmingz gonqlaeng cingj reih, dwk gaeuq bwnhdaej. Yet ceh, moix gumz cuengq ceh 8～10 naed, lumx namh mienz 3～4 lizmij na, rwed raemx, dingjhawj namh nyinh. Daihgaiq 1 ndwen didngaz.

田间管理：除草，苗长约 65 厘米时施农家肥 1～2 千克。

Ndaem gvaq guenjleix: Cawz rum, miuz raez daihgaiq 65 lizmij le dwk bwnhranz 1～2 ciengwz.

采收加工：植物生长 2～3 年后于立秋后采挖，除去须根，用水煮或蒸至皮裂，剥去外皮，干燥，即可上市出售。

Souyaeb gyagoeng: Doenghgo maj ndaej 2～3 bi le laebcou le yaebvat, cawzok ragsei, aeu raemx cawj roxnaeuz caengq daengz naeng dek, bok deuz naeng rog, hawqsauj, couh ndaej gai lo.

广西玉林市兴业县有大量种植，面积超过 1 万亩，可供参观学习。

Guengjsae Yilinz Si Hinghyez Yen miz vunz ndaem gig lai, menciz mauhgvaq baenz fanh moux goj ndaej hawj vunz bae yawj bae ngonz.

麦门冬/Mwzmwnzdungh

别名麦冬。药用部分为块根。有养阴生津、润肺止咳的作用。

Co'nq mwzdungh. Giz guh yw dwg ngauqragsawz. Ndaej ciengx yaem seng raemx、nyinh bwt dingz ae.

多年生草本植物，成丛簇生，植株高30厘米左右。叶丛生、细长，形如韭菜，深绿色。

Dwg cungj caujbwnj maj lai bi de, maj baenz caz, go sang 30 lizmij baedauq. Mbaw maj baenz nyumq、saeq youh raez, yiengh lumj byaekgep, saek heundaem.

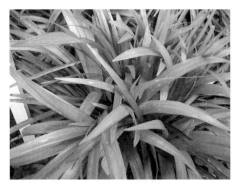

麦门冬/Mwzmwnzdungh

生长习性：耐寒，越冬率达100%。麦门冬是一种林下植物，但要有充足的肥料和水分才能生长良好。栽培宜选择肥沃、疏松、湿润、排水良好的中性或微碱性沙质壤土。低洼积水处、干旱地和重黏土不宜栽种。

Gij singqcaet didmaj：Naih nit，100% ndaej gvaq doeng. Mwzmwnzdungh dwg doenghgo ndawndoeng laj faex, hoeng yaek miz bwnh caeuq raemx cuk cij maj ndaej ndei. Dajndaem hab senj gij dieg sa cunghsing roxnaeuz loq gaet biz、soeng、nyinh、baiz raemx ndei de. Giz doekgumz caeng raemx, dieg rengx caeuq namh niunwk mbouj hab dajndaem.

繁殖方法：主要采用分株繁殖。在清明前后栽种，栽前将老株挖出，切去块根做药，然后切去根茎及原有须根，保留上部叶片，再在畦面开浅沟，沟距约15厘米，将麦门冬苗直接放入沟中，每隔10厘米左右放4株苗，然后填土踏实、浇水。

Gij fap sanjfat：Dingzlai yungh cek go ndaem. Youq cingmingz gonqlaeng dajndaem, ndaem gonq dawz gogeq vat okdaeuj, ronq deuz ngauqragsawz guh yw, doeklaeng cied deuz ganjrag caeuq ragsei laux, baujlouz limqmbaw baihgwnz, caiq youq gwnzbyongj hai rongh feuh, rongh caeuq rongh doxgek 15 lizmij, dawz go miuz mwzmwnzdungh cigsoh cuengqroengz ndaw rongh bae, moix gek 10 lizmij baedauq cuengq 4 go miuz, sat le dienz namh caij net、rwed raemx.

田间管理：喜潮湿环境，故在整个生长期间应注意经常浇水，特别是在旱季每周至少浇水1次，雨季可不浇水，并施足农家肥，注意防治病虫害。

Ndaem gvaq guenjleix：Haengj gizdieg cumxmbaeq, ndigah youq daengx aen didmaj geizgan ndaw de bab haeujsim ciengzseiz rwed raemx，daegbied dwg youq seizrengx de moix cou ceiqnoix rwed raemx 1 baez，seizfwn goj mbouj rwed raemx，lij dwk gaeuq bwnhranz，haeujsim fuengzceih bingh nonhaih.

采收加工：栽培第三年的清明前后采收，挖出根部，自根茎下部切下须根及块根，水洗净，晒 3～4 天，然后阴晾 2～3 天，搓揉干净，再晒，完全干后即可入药。

Souyaeb gyagoeng：Ung daengz bi daihsam cingmingz gonqlaeng souyaeb, vat ok rag goek, daj ragsawz baihlaj ronq deuz ragsei caeuq ngauqragsawz, raemx swiq seuq, dak 3～4 ngoenz, doeklaeng dakraemh 2～3 ngoenz, baenjnu cengh, caiq dak, hawq liux le couh ndaej guh yw.

何首乌/Maenzgya

别名山首乌、赤首乌。药用部分为块根。有补肝益肾、养精血的作用。生用通大便、解疮毒。

Coh'wnq maenzgya'bya、maenzgya'nding. Gi guh yw dwg ragsawz. Ndaej bouj daep ik mak、ciengx heiq lwed. Ndip yungh doeng haex、gaij baezdoeg.

多年生缠绕草本植物。茎中空，绿紫色，上部多分枝，基部稍带木质。

Cungj cauj bwuj geujheux maj la bi. Ganj gyoeng, saek heuaeuj, baihgwnz dingzlai dok nye, goek loq miz di faex.

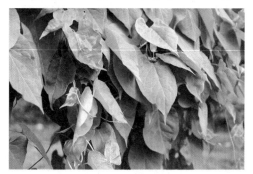

何首乌/Maenzgya

生长习性：是一种蔓生的半阴性植物，野生于路旁、灌木丛、丘陵、坡地、向阳或半阴处。喜潮湿，忌水浸。栽培选排水好、结构疏松、腐殖质丰富的沙质壤土为好，干燥和积水处不宜栽种。

Gij singqcaet didmaj：Dwg doenghgo haengj loq raemh raihmaj ndeu, Gag hwnj youq rogndoi henz roen、faexcaz、ndoilueg、reihndoi、giz cohndit roxnaeuz giz loq raemh. Haengj cumqmbaeq, geih raemx cimq. Senj baiz raemx ndei、gizdieg namh mboeng、giz dieg sa miz doenghgaiq naeuhndum lai de haemq baenz, hawqsauj caeuq giz caeng raemx mbouj hab dajndaem.

繁殖方法：种子繁殖和扦插繁殖。

Gij fap sanjfat：Doekceh ndaem caeuq cap nye ndaem.

种子繁殖：在早春苗床播种。苗床宽 100～150 厘米，长 3～4 米，条播，行距约 15 厘米开浅沟，将种子均匀撒入沟内，覆土 3～4 厘米，播后浇水，并保持潮湿。20 天左右出苗，苗高 10～15 厘米时，即可定植，定植前整地作畦。栽苗行距约 50 厘米，株距约 30 厘米，栽后浇水。

Doekceh ndaem：Youq haicin guh byongj doekceh. Byongj gvangq 100～150 lizmij, raez 3～4 mij, hai coij ndaem, coij gek daihgaiq 15 lizmij hai rongh feuh, dawz ceh vanq yinz youq ndaw rongh, lumx namh 3～4 lizmij, doek le rwed raemx, lij dingjhawj mbaeqcumx. 20 cib ngoenz baedauq didngaz, miuz sang 10～15 lizmij le, couh ndaej senjndaem, senjndaem gaxgonq cingj reih guh mbem. Ndaem miuz coij caeuq coij doqgek daihgaiq 50 lizmij, go caeuq go doxgek daihgaiq 30 lizmij, ndaem le rwed raemx.

扦插繁殖：在 7～8 月，剪取较坚实、健壮的枝条，长 10～15 厘米，斜插于沙床中，保持沙床潮湿，20 天左右生根，再生长约 20 天，将幼苗移植于苗床中，第二年 5 月即可移栽大田。

Cap nye ndaem：Youq 7～8 nyied, daet aeu diuznye gaenjsaed、cangqmaenh de, raez 10～15 lizmij, matcap you ndaw byongjsa, dingjhawj byongjsa mbaeqcumx, 20 ngoenz baedauq did rag, caiq maj daihgaiq 20 ngoenz, dawz miuzoiq senjndaem youq ndaw mbwn, bi daihngeih 5 nyied couh ndxaej senjndaem ndaw naz hung.

田间管理：及时除草、松土、浇水、施农家肥。注意防治病虫害。

Ndaem gvaq guenjleix：Gibseiz cawz rum、soeng namh、rwed raemx、dwk bwnhranz. Haeujsim fuengzceih binghnonhaih.

采收加工：栽后第四年的春、秋季采挖，挖出后洗净，切去头尾，切厚片，晒干或微火烘干。

Souyaeb gyagoeng：Ndaem bi daihseiq seizcin、seizcou song geiq yaeb vat, vat ok daeuj le swiq seuq, donj gyaeuj donj rieng, ronq lip na, dak hawq roxnaeuz feizrwnh ring hawq.

秋季落叶时采何首乌藤（即夜交藤），除去细枝和叶，捆把晒干或切段晒干，即可入药。

Seizcou mbaw loenq le yaeb gaeu maenzgya, cawzbae nye saeq caeuq mbaw, cug bog dak hawq roxnaeuz ronq duenh dak hawq, couh ndaej guh yw.

虎杖/Godiengangh

别名活血龙。药用部分为根。有活血通经、利尿通淋、解毒的作用。

Coh'wnq hozhezlungz. Giz guh yw dwg rag. Ndaej byaij lwed doeng dawzsaeg、ndei oknyouh doeng nyouh、gaij doeg.

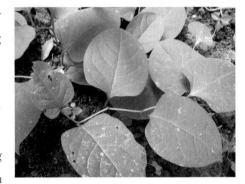

虎杖/Godiengangh

多年生高大粗壮草本植物，高60～100厘米，绿色，散生紫红色小点。

Cungj caujbwnj cangqcwt hungsang maj lai bi, sang 60～100 lizmij, saekheu miz iq saek hongzaeuj sanq maj.

生长习性：野生于山沟、水沟旁。喜温暖湿润环境，不怕涝。

Gij singqcaet didmaj: Gag hwnj rogndoi cauzlueg、henz mieng. Haengj gizdieg raeujrub nyinhcumx, mbouj lau raemxdumh.

繁殖方法：种子繁殖和分根繁殖。

Gij fap sanjfat: Doekceh ndaem caeuq faen rag ndaem.

种子繁殖：整地，挖穴，行距约30厘米，株距约30厘米，穴播，每穴播种子8粒，覆土约3厘米厚，浇水。半月左右出苗。

Doekceh ndaem: Cieg reih, vat gumz, rongh caeuq rongh doxgek dahigaiq 30 lizmij, go gek daigai 30 lizmij, ndaem gumz, moix gumz doekceh 8 naed, lumx namh daihgaiq 3 lizmij laeg, rwed raemx. Buenq ndwen baedauq didngaz.

分根繁殖：早春植物萌发前，将母株刨出，将根茎截成15～20厘米的小段，行距约60厘米，开深约10厘米的沟，将根茎放入沟中，株距约30厘米，覆土，浇水。

Faen rag ndaem：Haicin dangqnaj doenghgo did ngaz de，dawz ganjrag gat baenz duenh iq 15～20 lizmij，coij gek daihgaiq 60 lizmij，hai rongh laeg daihgaiq 10 lizmij，dawz ganjrag cuengq roengz ndaw rongh，go gek daihgaiq 30 lizmij，lumx namh，rwed raemx.

田间管理：除草、松土，适当施放堆肥。

Ndaem gvaq guenjleix：Cawz rum、soeng namh，habdangq dwk bwnh'oemq.

采收加工：栽种后第三年的春、秋季采挖，将根挖出，除去须根，洗净，切片，晒干，即可上市出售。

Souyaeb gyagoeng：Dajndaem le bi daihsam seizcin、seizcou，dawz rag vat okdaeuj，cawzok ragsei，roen dip，dak hawq，couh ndaej gai lo.

草乌/Gocaujvuh

在壮医中叫乌头。药用部分为根。有祛风散寒、止痛的作用。

Youq ndaw Ywcuengh heuh vuhdaeuz. Giz guh yw dwg rag. Ndaej cawz fung sanq nit、dingz in.

多年生草本，高 30～65 厘米。叶互生，有长柄，叶片卵圆形，掌状深裂至基部，裂片菱形，再次羽状分裂，小裂片三角状针形。

Cungj caujbwnj hwnj lai bi de，sang 30～65 lizmij. Mbaw maj doxcah，miz gaenq raez，mbaw luenzbomj，lumj fajfwngz seg laeg daengz gizgoek，mbaw seg seiq gak，ngeih baez lumj

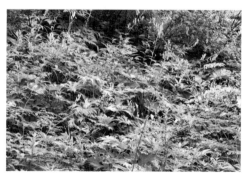

草乌/Gocaujvuh

bwnrog faenmbek，mbaw seg yiengh samgak byai menh soem.

生长习性：喜凉爽、潮湿、肥沃的环境。在广西百色市山区天气凉爽的地方，如那坡县、靖西市、乐业县生长较好，天气较热的地方不宜栽种。目前多为人工栽培，野生草乌很难找到。

Gij singqcaet didmaj：Haengj gizdieg liengzsangj、mbaeqcumx、namhbiz.

Youq luegbya Guengjsae Bwzswz Si gizdieg dienheiq liengzsangj haenx, lumjnaeuz Nazboh Yen、Cingsih Si、Lozyez Yen hwnj ndaej haemq ndei. Gizdieg dienheiq haemq hwngq de mbouj hab ndaem. Daengz seizneix dingzlai dwg yungh vunz ndaem aeu, caujvuh gocwx de haemq hoj ra.

繁殖方法：以根繁殖为主。每年秋季或早春，挖出老根旁所生子根栽种。开浅沟，行距约 30 厘米，株距约 10 厘米，将子根放入沟内，栽后放入堆肥，覆土约 3 厘米厚，压实。春种 20 天左右出苗。

Gij fap sanjfat：Dingzlai aeu rag ndaem. Binaengz seizcou roxnaeuz cinrengx, vat ok raglwg henz raggeq maj ok de daeuj ndaem. Hai rongh feuh, coij gek daihgaiq 30 lizmij, go gek daihgaiq 10 lizmij, dawz raglwg cuengq roengz ndaw rongh, ndaem le cuengq bwnh'oemq roengzbae, lumx namh daihgaiq 3 lizmij laeg, naenx net. Ndaemcin 20 ngoenz baedauq didngaz.

田间管理：生长期锄草、浇水、施农家肥、防治病虫害。

Ndaem gvaq guenjleix：Seiz didmaj cawz rum、rwed raemx、dwk bwnhranz、fuengzceih binghnonhaih.

采收加工：于当年晚秋或翌年早春采收，挖出植物地下部分，将根头部剪去，洗净，晒干，即为生草乌。其毒性大，不能内服。

Souyaeb gyagoeng：Bide samcou roxnaeuz binaj haicin souyaeb, dawz baihlaj namh doenghgo vat okdaeuj, dawz gyaeujrag daet deuz, swiq seuq, dak hawq, couhdwg caujvuh ndip. De doeg lai, mbouj ndaej gwn.

将晒干的草乌放入缸中，用水浸泡，每天换水，至口尝无麻辣感为止。再放入锅中，每 5000 克草乌加黑豆 500 克、甘草 250 克，加热煮到内无白心为止，取出，除去甘草、黑豆渣，润透切片，晒干即成制草乌。其毒性低，可配药内服。

Dawz caujvuh dak hawq haenx cuengqroengz ndaw gang, aeu raemx ciemq dumx, moix ngoenz vuenh raemx, daengz bak cimz mbouj raen manh veizcij. Caiq cuengqroengz ndawgu, moix 5000 gwz caujvuh gya duhndaem 500 gwz、gamcauj 250 gwz, gya ndat daengz ndaw sim mbouj raen hau veizcij, dawz ok, cawzok nyaq gamcauj、duhndaem, nyinh dumx ronq lip, dak hawq couh baenz cicaujvuh. De mbouj doeg geijlai, ndaej boiq yw gwn.

香附子/Gocidmou

别名香附、三棱草。药用部分为根茎。有理气解郁、调经止痛的作用。

Coh'wnq rumcid、rumsamlimq. Giz guh yw dwg ragsawz. Ndaej leix heiq gaij nyap、diuz dawzsaeg dingz in.

多年生草本植物，高约 30 厘米。茎直立，呈三棱形。

Dwg cungj caujbwnj maj lai bi，sang daihgaiq 30 lizmij. Ganj daengj soh，baenz yiengh samlimq.

生长习性：多野生于池塘边、原野、耕地及河岸两旁湿润的地方。喜温和、潮湿气候。

Gij singqcaet didmaj：Dingzlai gag hwnj youq rogndoi henzdaemz、Rogdoengh、reihnaz

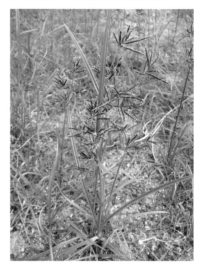

香附子/Gocidmou

caeuq henzdah song mbiengj gizdieg cumxnyinh Haengj dienheiq raeujrub、cumxmbaeq.

繁殖方法：种子繁殖和分株繁殖，主要采用分株繁殖。

Gij fap sanjfat：Doekceh ndaem caeuq cek go ndaem，dingzlai dwg cek go ndaem.

分株繁殖：清明前后将植株挖出，穴栽，每穴 2 株，行距约 20 厘米，株距约 10 厘米。栽后浇水。

Cek go ndaem：Cingmingz gonqlaeng dawz goyw vat hwnjdaeuj，ndaem gumz，moix gumz 2 go，coij gek daihgaiq 20 lizmij，go gek daihgaiq 10 lizmij. Ndaem le rwed raemx.

田间管理：繁殖生长能力强，无需管理。

Ndaem gvaq guenjleix：Sanjfat didmaj naengzlig giengz，mbouj yungh guenjleix.

采收加工：于春、秋季挖出根茎，洗净，放入锅中稍煮，晒干即可。

Souyaeb gyagoeng：Seizcin、seizcou vat ragsawz，swiq seuq，cuengq roengz ndaw gu baez cawj yaep ndeu，dak hawq couh ndaej.

威灵仙/Godietsienq

别名铁扫帚。药用部分为根。有祛风除湿、通经止痛的作用。

Coh'wnq gosauqbaetdiet. Giz guh yw dwg gij rag de. Ndaej cawz fung cawz cumx、doeng dawzsaeg dingz in.

多年生缠绕藤本植物，长约150厘米。叶对生，羽状复叶；小叶通常为5片，有时为3片，卵状披针形，全缘。

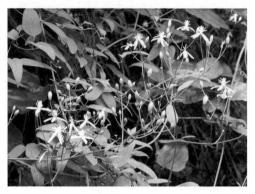

威灵仙/Godietsienq

Gogaeu geujheux hwnj lai bi，raez daihgaiq 150 lizmij. Mbaw maj doxdoiq，mbaw doxlienz lumj bwnroeg；mbawlwg ciengzseiz dwg 5 mbaw，mizseiz dwg 3 limq，mbawlwg lumj gyaeq byai ciemh soem，bienmbaw bingzraeuz.

生长习性：野生于干燥山坡、林缘、灌木丛、田埂及路旁。对土壤要求不严，以富含腐殖质壤土为宜。

Gij singqcaet didmaj：Gag hwnj rog ndoi gwnz bo hawqsauj、henzndoeng、faexcaz、haenznaz caeuq henz roen，doiq dig namh mbouj mizmaz iugouz. Ndaej cungj dieg namh hamz miz doeng gaiq sae gaiq nduknaeuh lai de ceiq ndei.

繁殖方法：种子繁殖和根芽繁殖。

Gij fap sanjfat：Doekceh ndaem caeuq aeu rag nyez ndaem.

种子繁殖：采用育苗移植。春季选肥沃疏松的沙质壤土做苗床，整地放基肥。于4月育苗，先浇水，然后把种子播于苗床，覆细土约1厘米厚，播后经常保持土壤湿润。10～15天可出苗。苗高约10厘米时即可定植。穴栽，行距约40厘米，株距约30厘米，穴深约15厘米，栽后覆土浇水。

Doekceh ndaem：Ganq miuz senjndaem aeu. Seizcin genj namhsa mboeng biz guh byongj ceh，cingj dieg dwk bwnhdaej. Youq 4 nyied ganq miuz，rwed raemx gonq，doeklaeng doekceh youq gwnz byongj，lumx namhmienz daihgaiq 1 lizmij laeg，doek ceh gvaq le ciengzseiz hawj namh nyinh. 10～15 ngoenz ndaej didngaz. Miuz sang daihgaiq 10 lizmij le couh ndaej senjndaem lo. Ndaem gumz，coij gek daihgaiq 40 lizmij，go gek daihgaiq 30 lizmij，gumz laeg daihgaiq 15 lizmij，ndaem le lumx namh rwed raemx.

根芽繁殖：移栽后2～3年的植株，可用作根芽繁殖的材料。在早春未出枝叶前把根挖出，用刀把根芽分开，以30厘米左右的行株距栽植，栽后浇水。

Aeu rag nyez ndaem：Goyw senj ndaem le 2～3 bi，ndaej aeu daeuj guh caizliuh ragnyez dajndaem. Youq haicin caengz did nye mbaw gaxgonq dawz rag vat ok daeuj，yungh cax dawz rag nyez faenhai，coij caeuq coij go gek daeuj ndaem，ndaem le rwed raemx.

田间管理：为便于枝叶伸展，充分利用阳光，待苗高约30厘米时，搭支架。注意除草、松土、施肥，防治病虫害。

Ndaem gvaq guenjleix：Vih fuengbienh nye mbaw ietlangh，cik gouq ndit，deq miuz sang daihgaiq 30 lizmij le，dap gyaq. Haeujsim cawz rum、soeng namh、dwk bwnh，fuengzceih binghnonhaih.

采收加工：秋季挖出根部，洗净，切段，晒干，即可上市出售。

Souyaeb gyagoeng：Seizcou vat rag okdaeuj，swiq seuq，ronq duenh，dak hawq，couh ndaej gai lo.

南星/Gobiekngwz

别名虎掌南星、掌叶半夏。药用部分为块茎。有燥湿祛痰、祛风、消肿的作用。

Coh'wnq byiekngwzcaujguk、goveizbouxcaeg. Giz guh yw dwg ganjrag. Ndaej hawj cumx sauj cawz myaiz、cawz fung、siu foeg.

多年生小草本植物，高30～50厘米。叶出自块茎顶端，叶柄纤细，长约30厘米，叶片掌状分裂。花期5～6月，果熟期8月。

Cungj caujbwnj iq maj lai bi，sang 30～50 lizmij. Mbaw daj dingj ganjrag did okdaeuj，gaenqmbaw saeqset，raez daihgaiq 30 lizmij，mbaw lumj fajfwngz faenmbek. Seiz haiva 5 ～ 6 nyied, seiz mak cug 8 nyied.

生长习性：野生于阴坡、山谷或林下比较阴湿和土质肥沃的地方。喜荫蔽、湿润环境。宜选择富含腐殖质壤土或沙质壤土种植。

Gij singqcaet didmaj：Gag hwnj rogndoi bangxlingq raemh、cauzlak roxnaeuz laj ndoengfaex gizdieg

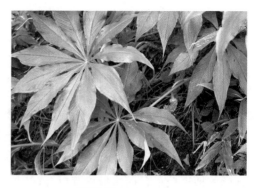

南星/Gobiekngwz

haemq raemhmbaeq caeuq namhbiz de. Haengj gizdieg raemh、nyinh.

繁殖方法：块茎繁殖和种子繁殖。

Gij fap sanjfat：Ganjrag guh ceh daeuj ndaem caeuq doekceh ndaem.

块茎繁殖：秋后采收时，选大的块茎入药，选小的块茎做种，深埋于地下30～50 厘米的沙层存放，避免霉烂。于清明前后刨出块茎，土地深耕，施放大量堆肥，耙细，耕平，做畦，穴栽，行距约 30 厘米，株距约 10 厘米，每穴放1 块，覆土浇水。

Ganjrag guh ceh daeuj ndaem：Seizcou souyaeb le, genj ngauqganj hung de daeuj guh yw, ngauq iq de guh ceh ndaem, moek laeg youq laj sa 30～50 lizmij cuengq ndei, yaek fuengz naeuh. Youq cingmingz gonqlaeng vat okdaeuj, reih cae laeg dwk bwnh lailai, baz mienz, cae bingz, guh byongj, ndaem gumz, coij gek daihgaiq 30 lizmij, go gek daihgaiq 10 lizmij, moix gumz cuengq 1 ngauq, lumx namh rwed raemx.

种子繁殖：选当年的种子，于立秋前在整好的苗床内，按约 15 厘米的行距开浅沟，沟深约 3 厘米，将种子均匀播在沟内，播后覆土，浇水。播种后 10天出苗。来年谷雨时节后即可定苗，株距约 15 厘米，移植时，多带原土，深栽压实。在阴天移植，成活率更高。

Doekceh ndaem：Genj ceh dangbi, youq laebcou gaxgonq youq ndaw byongj cingj ndei haenx, ciuq coij gek daihgaiq 15 lizmij daeuj hai rongh, rongh laeg daihgaiq 3 lizmij, dawz ceh doek yinz youq ndaw rongh, doek le lumx namh, rwed raemx. Doekceh le 10 ngoenz didngaz. Binaj seiz goekhawx le couh ndaej senjndaem, go gek daihgaiq 15 lizmij, mwh senj ndaem de, lai daiq di namh gaeuq, ndaem laeg naenx net. Youq mbwnraemh senjndaem, ndaej lix engq sang.

田间管理：注意除草，中耕，施肥，防治病虫害。

Ndaem gvaq guenjleix：Haeujsim cawz rum, rongj habngamj, dwk bwnh, fuengzceih bingh nonhaih.

采收加工：当年秋天采收，挖回鲜块茎。加工时戴手套，用竹刀刮去外皮，去皮后用水浸泡，每天换水 2 次，泡至口尝无麻辣感为止，捞出置锅中加白矾（每 5000 克块茎加白矾 750 克）、水煮透，取出，稍晾，切片，晒干，即可上市出售。

Souyaeb gyagoeng：Bide seizcou souyaeb, vat dauq ngauqganj ndip. Mwh gyagoeng daemj madfwngz, aeu caxruk vetdeuz naeng baihroeg, vet naeng le aeu raemx dumhcimq, moix ngoenz vuenh raemx 2 baez, cimq daengz bak cimz mbouj rox maz manh veizcij, vax okdaeuj dwk roengz ndaw gu gya begfanz（moix 5000 gwz ngauqganj gya begfanz 750 gwz）、raemo cawj gvaqsim, daek hwnjdaeuj, loq langh, ronq lip, dak hawq, couh ndaej gai lo.

郁金/Gohinghenj

药用部分为块根。郁金有解郁行气、凉血破瘀的作用。姜黄有破血行气、通经止痛的作用。

Giz guh yw dwg ragsawz. Hinghenj ndaej gaij nyap byaij heiq, liengz lwed buq cwk. Hinghenj ndaej buq lwed byaij heiq、doeng dawzsaeg dingz in.

多年生丛生宿根草本植物，高达 100 厘米。叶根生，叶片大，长椭圆形，表面绿色，中部具紫红晕，有多数羽状平行脉，由主脉向上斜升；叶柄长，上部呈鞘状。

Cungj caujbwnj louz goenq baenzcumh maj lai bi, sang ndaej daengz 100 lizmij. Mbaw rag maj, limq mbaw hung, luenzbomj raez,

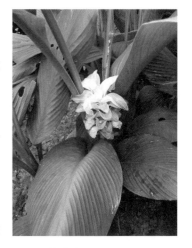

郁金/Gohinghenj

biujmienh saekheu，cungqgyang miz gvaengx hoengzaeuj duemh，miz haujlai meg doengzbingz lumj bwnroeg，daj diuz megdaeuz de mat doxhwnj；gaenqmbaw raez，baihgwnz baenz faek.

生长习性：生于土质肥沃、湿润的向阳山坡或田地。喜温暖、湿润的气候，以排水良好、上层疏松、下层紧密而肥沃的沙壤土最为适宜。

Gij singqcaet didmaj：Hwnj dieg namhbiz、giz bo coh ndit nyinhcumx roxnaeuz reihnaz. Haengj dienheiq raeujrub、nyinhcumx，aeu doemsa baiz raemx ndei、caengz baihgwnz mboeng、caengz baihlaj net cix biz de ceiq baenz.

繁殖方法：块茎繁殖。选向阳、排水好、肥沃、疏松土地为种植地，将每年秋冬采收的块茎中较大的母姜加工入药，较小的子姜可作为种子姜进行繁殖。种植前先整地，深挖，施足够堆肥，行距约 30 厘米，株距约 30 厘米，挖穴，每穴 1 块子姜，芽向上，覆土约 3 厘米厚。

Gij fap sanjfat：Ganjsawz guh ceh daeuj ndaem. Genj mwnq dieg namh coh ndit、baiz raemx ndei、mboeng biz daeuj guh dieg dajndaem，dawz binaengz cou doeng sou ndaej gij "hingmeh" haemq hung de gyagoeng guh yw，gij "hinglwg" haemq iq de guh ceh daeuj ndaem. Sien cingj dieg，vat laeg，dwk gaeuq bwnh'oemq，coij gek daihgaiq 30 lizmij，go gek daihgaiq 30 lizmij，vat gumz，it gumz 1 ndaek，nyez yiengq doxhwnj，lumx namh daihgaiq 3 lizmij na.

田间管理：除草，施足堆肥，防治病虫害。

Ndaem gvaq guenjleix：Cawz rum，dwk gaeuq bwnh'oemq，fuengzceih binghnonhaih.

采收加工：当年的冬天即可采挖，将地下部分全部挖出，根茎为姜黄，切片晒干后入药。将姜黄下部小块根（约指头大小）洗净，蒸熟，晒干，即成郁金。

Souyaeb gyagoeng：Bide seizdoeng couh ndaej yaebvat，dawz bouhfaenh baijlaj namh cungj vat okdaeuj liux，ragsawz dwg hinghenj，ronq lip dak hawq le guh yw. Dawz hinghenj baihlaj ngauqragsawz iq de（daihgaiq byaifwngz hung iq）swiq seuq naengj cug，dak hawq，couh baenz hinghenj.

商陆/Lwgbaegbya

别名山萝卜、花商陆。药用部分为根。有利水消肿的作用。

Coh'wnq　lauxbaegbya、vasanghluz.　Giz guhyw dwg rag. Ndaej leih raemx siu foeg.

多年生草本植物，高 100 厘米左右。茎直立，绿色或带紫色。叶互生，叶片长椭圆形或卵状椭圆形。

Cungj caujbwnj hwnj lai bi de，sang 100 lizmij baedauq. Ganj daengjsoh，saekheu roxnaeuz saekaeuj. Mbaw maj doxcah，mbaw yiengh luenzbomj raez roxnaeu luemj gyaeq yiengh luenzbomj.

生长习性：野生于林缘、林内或住宅附近。喜温暖气候，不耐严寒。栽培宜选富含腐殖质、肥沃的壤土。

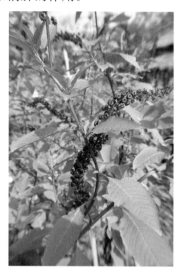

商陆/Lwgbaegbya

Gij singqcaet didmaj：Hwnj rogndoi henz ndoengfaex、ndaw ndoeng roxnaeuz henzgaenh ranz. Haengj dienheiq raeujrub，mbouj naih nit. Dajndaem hab senj mwnq dieg namh hamz doengh gaiq naeuhnduk lai de、dieg biz de ceiq ndei.

繁殖方法：种子繁殖。多采用直播法和育苗移植法。

Gij fap sanjfat：Doekceh ndaem. Dingzlai senjyungh fuengfap cig doekceh caeuq ganq miuz senjndaem.

直播法：清明前后，深耕整地，放足基肥，行距约 60 厘米，株距约 50 厘米，每穴播种 5 粒，覆土约 3 厘米厚，播后浇水。约 20 天后可出苗，常浇水，保持土壤湿润。

Cigsoh doekceh：Cingmingz gonqlaeng，cae laeg cingj dieg，dwk gaeuq bwnhdaej，dwk gaeuq bwnhdaej，coij gek daihgaiq 60 lizmij，go gek daihgaiq 50 lizmij，lumx namh daihgaiq 3 lizmij laeg，doek le rwed raemx. Daihgaiq 20 ngoenz le ndaej didngaz，ciengzseiz rwed raemx，dingjhawj namh mbaexnyinh.

育苗移植法：在 3 月初播种于苗床，保持床土湿润。约 20 天后出苗，苗高约 15 厘米时，选阴雨天带土团移植，种后浇水。

Ganq miuz：Youq 3 nyied co doekceh youq ndaw byongj, dingjhawj gwnz byongj nyinhcumx. Daihgaiq 20 ngoenz le didngaz, miuz sang daihgaiq 15 lizmij le, senj mbwnraemh doekfwn senjndaem, daiq duqnamh, ndaem le rwed raemx.

田间管理：初期注意浇水，除草，施肥，防治病虫害。

Ndaem gvaq guenjleix：Mwh ngamq ndaem de haeujsim rwed raemx, cawz rum, dwk bwnh, fuengzceih binghnonhaih.

采收加工：栽后第三年，在秋、冬季节挖出根部，除去地上茎部，洗净，切片，晒干，即可入药。

Souyaeb gyagoeng：Ndaem le bi daihsam, youq seizcou seiz doeng vat ok rag, swiq seuq, ronq lip, dak hawq, couh ndaej guh yw.

菖蒲/Cingjfouxnaemq

别名水菖蒲。药用部分为根茎。有开窍、驱风、逐痰的作用。

Coh'wnq fouxnaemqraemx. Giz guh yw dwg ragsawz. Ndaej doeng heiq、cawz fung、siu myaiz.

多年生草本植物。地下有肥大横走的根茎，根茎外皮黄褐色。叶自根茎丛生，叶片长带状或宽线形，长 65 厘米左右，无柄，基部抱茎。

Cungj caujbwnj hwnj lai bi de. Lajnamh miz ragsawz biznoengq maj vang, naeng baihrog ragsawz saek henjgeq. Mbaw daj ragsawz majcumh, mbaw lumj diuzsai raez roxnaeuz yiengh sai gvangq, raez 65 lizmij baedauq, mbouj miz gaenq, goek goj ganj.

生长习性：水生植物，多为人工栽培，生长在水田、沼泽、沟边或潮湿的地方。喜阳光，宜在向阳的地方栽培。

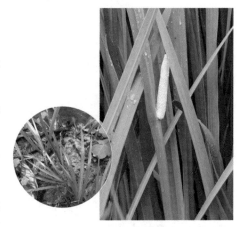

菖蒲/Cingjfouxnaemq

Gij singqcaet didmaj：Doenghgo maj raemx, dingzlai dwg yungh vunz ndaem aeu, hwnj youq henz naz、dingh、henz mieng roxnaeuz dieg cumx. Haengj ndit, hab ndaem youq giz dieg coh ndit.

繁殖方法：根茎繁殖。在清明前后将根茎挖出，切成长 10～20 厘米的小段，开浅沟栽植，行距 15～20 厘米，株距 10～15 厘米，然后覆土，灌水，保持土壤充分潮湿。

Gij fap sanjfat：Cingmingz gonqlaeng dawz ragsawz vat okdaeuj, ronq baenz duenh iq raez 10～20 lizmij, hai rongh feuh ndaem, coij gek 15～20 lizmij, go gek 10～15 lizmij, doeklaeng lumx namh, guenq raemx, lij dingjhawj namh mbaeqmbwtmbwt.

田间管理：中耕，除草，追肥，防寒越冬。

Ndaem gvaq guenjleix：Cae rongh mbouj dinj mbouj laeg, cawz rum, viq bwnh, fuengz nit gvaq doeng.

采收加工：在广西主要在端午节，将整条菖蒲拔出洗净，以 3～5 条为一小扎拿到市场出售，民间习俗是挂在门口两边避邪。

Souyaeb gyagoeng：Youq guengjsae, dingzlai youq ngux nyied co ngux cietdonhvuj, dawz baenzdiuz cingjfouxnaemq cimz okdaeuj swiqseuq, aeu 3～5 diuz guh gaem ndeu dawz bae haw gak, ndawbiengz cawx ma venj youq bakdou song mbiengj gyaep fangz.

黄药子/Goyazbyah

别名黄独。药用部分为块茎。有清热、凉血、散瘀解毒的作用。

Coh'wnq vangzduz. Giz guh yw dwg ganjsawz. Ndaej cing huj、liengz lwed、sanq cwk gaij doeg.

多年生草质藤本植物，长 5～10 米。叶互生，叶片心状卵形，少数为心脏形，全缘。

Cungj caujbwnj gogaeuhwnj lai bi de, raez 5～10 mij. Mbaw

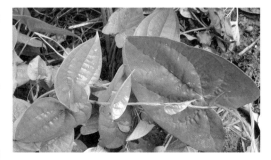
黄药子/Goyazbyah

maj doxcah，mbaw lumj simdaeuz yiengh luenzbomj，noix yiengh simdaeuz，bienmbaw bingzraeuz.

生长习性：野生于山脚、丛林、河谷及山沟，适应性强，房前屋后、路旁及树荫下均能生长。栽培以肥沃、疏松、富含腐殖质的沙质壤土为好。贫瘠黏土不宜栽培。

Gij singqcaet didmaj：Hwnj youq rogndoi dinbya、ndoengfaex、cauzlueg caeuq luengqbya，ndaej hab'wngq ak raixcaix，ranz dangqnaj ranz baihlaeng、henz roen caeuq laj faexraemh cungj ndaej didmaj. Dieg namh ndaej cungj dieg sa namh biz、namh mboeng、hamzmiz doenghgaiq nduknaeuh lai de ceiq ndei. Namhniu dieg byom mbouj hab daeuj ndaem.

繁殖方法：主要采用珠芽（零余子）繁殖和块茎繁殖。每年冬天，收下珠芽和小个块茎，在耕好的地上放足基肥，行距约 60 厘米，株距约 30 厘米，穴深约 5 厘米，每穴放珠芽 1 枚，覆土约 5 厘米厚，浇水。清明时出芽。

Gij fap sanjfat：Dingzlai senjyungh nyezcaw（nyezeiqlwg）guh ceh daeuj mdaem caeuq ganjsawz guh ceh daeuj ndaem. Binaengz seizdoeng，sou roengz nyezcaw caeuq ganjsawz iq，youq ndaw reih cae ndei de dwk gaeuq bwnhdaej，coij gek daihgaiq 60 lizmij，go gek daihgaiq 30 lizmij，gumz laeg daihgaiq 5 lizmij，moix gumz duengq nyezcaw 1 naed，lumx namh daihgaiq 5 lizmij laeg，rwed raemx. Seiz cingmingz did nyez.

田间管理：出苗后除草，当藤长到约 30 厘米长后搭支架，长到约 3 米时，在根部大量施放堆肥（用杂草、树叶堆成）。

Ndaem gvaq guenjleix：Didngaz le cawz rum，mwh gaeu did daeng daihgaiq 30 lizmij raez le dap ygaq，mwh gaeuz did daengz daihgaiq 3 mij le，youq goekrag dwk bwnh'oemq lai dwk（aeu nywj、rongfaex oemq baenz）.

采收加工：当年采收。冬天上部藤枯萎之后，将块茎挖出，小的留种，大的入药，洗净，拣去杂质和须根，切片，晒干即可。

Souyaeb gyagoeng：Dangbi souyaeb. Seizdoeng gaeu baihgwnz ruqsuk le，dawz ganjsawz vat okdaeuj，aen iq de louz ceh，aen hung de guh yw，swiq seuq，genj deuz nyapnyaj caeuq ragsei，ronq lip，dak hawq couh ndaej.

黄精/Ginghsw

药用部分为根茎。有补脾润肺、生津养胃的作用。

Giz guh yw dwg ragsawz. Ndaej bouj mamx nyinh bwt、seng raemx ciengx dungx.

多年生草本植物，高 30～70 厘米。茎直立，单一，光滑无毛。叶无柄，常 4～5 叶轮生，叶片线状披针形至线形，表面绿色，背面淡绿色。

Cungj caujbwnj hwnj lai bi de，sang 30～70 lizmij. ganj daengjsoh，dan dog，ngaeuzwenq mbouj miz bwn. Mbaw mbouj miz gaenq，ciengzseiz 4～5 mbaw gvaengxmaj，mbaw lumj sienq byai menh soem，baihlaeng saek henjoiq.

生长习性：生于山地林下、灌丛或山坡的半阴处。耐寒，喜温暖、湿润气候和阴湿的环境，

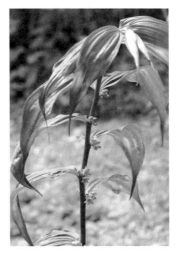

黄精/Ginghsw

怕干旱，种植以土层深厚、疏松肥沃、排水良好、湿润的沙壤土为宜。当空气和土壤湿度不足时，叶片会卷曲变黄，生长不良或停止生长，所以选择低洼地或在荫蔽植物下，用腐殖质壤土栽培较好。黏土及干旱贫瘠的土地则生长不良，不宜栽种。

Gij singqcaet didmaj：Hwnj youq diegbya laj ndoengfaex、faexcaz roxnaeuz gwnzndoi giz haemq raemh de. Naih nit，haengj dienheiq raeujrub、nyinhcumx caeuq gizdieg raemhmbaeq，lau rengx，aeu dieg sa laebnamh laeglumx、mboeng biz、baiz raemx ndei、nyinhcumx veiz ndei. Mwh hoengheiq caeuq namh raemxmbaeq mbouj cuk de，mbaw gienjgut bienq henj，didmaj mbouj baenz roxnaeuz dingzcij didmaj，ndigah senj dieg doekgumz roxnaeuz laj doenghgo raemh，namh doenghgo nduknaeuh daeuj ganq haemq baenz. Namhniu caeuq reih byom rengx cix didmaj mbouj baenz，mbouj hab dajndaem.

繁殖方法：主要采用根茎繁殖，很少采用种子繁殖。每年晚秋或清明时节，将植物地下根茎挖出，选先端幼嫩部分，用手折成数段，每段 3～4 节，将各段按行距 20～25 厘米，株距约 20 厘米，栽入土中，覆土约 3 厘米厚，浇

水，并保持土壤湿润。

Gij fap sanjfat: Dingzlai genjaeu ragsawz guh ceh daeuj ndaem, gig noix genjaeu ceh daeuj ndaem. Aaeu ragsawz ndaem: Binaengz coulaeng roxnaeuz seiz cingmingz, dawz lajnamh ganjrag doenghgo vat okdaeuj, senj duenh byai giz oiq de, aeu fwng euj baenz geij duenh, moix duenh 3～4 hoh, dawz gak hoh ciuq coij gek 20～25 lizmij, go gek daihgaiq 20 lizmij, ndaem roengz ndaw namh, goenq namh daihgaiq 3 lizmij laeg, rwed raemx, lij dingjhawj namh nyinhcumx.

田间管理：注意除草，施足堆肥，浇水，保持土壤湿润。

Ndaem gvaq guenjleix: Haeujsim cawz rum, dwk gaeuq bwnh'oemq, rwed raemx, dingjhawj namh nyinhcumx.

采收加工：栽后第四年，秋后地上部分枯萎时，挖出根茎，除去须根，洗净，蒸 20 分钟，晾晒，每天边晾晒边揉搓，直至全干即可入药。

Souyaeb gyagoeng: Ndaem ndaej bi daihseiq le, seiz coulaeng le bouhfaenh gwnznamh rueqsuk, vat ok ragsawz, cawzok ragsei, swiq seuq, naengj 20 faencung, dak hawq, moix ngoenz doq langh dak doq nu, cig daengz hawq liux cijndaej guh yw.

萱草/Byaekgimcim

别名黄花菜、金花（广西）。药用部分为根。有利水、凉血消肿的作用。

Coh'wnq byaekvahenj、vagim (Guengjsae). Giz guh yw dwg rag. Ndaej leih raemx、liengz lwed siu foeg.

多年生草本植物，高 30～70 厘米。全株光滑无毛。叶由基部簇生，上下扁平，狭长呈线形，先端渐尖，全缘，背面中脉明显隆起，叶脉平行。花茎由叶簇中抽出，直立，圆柱状，高 60～100 厘米；花数朵生于花茎顶端，花大，黄色。果成熟后开裂。花期 6～8 月，果期 8～9 月。

Cungj caujbwnj hwnj lai bi de, sang 30～70 lizmij. Daengx go ngaeuzwenq mbouj miz bwen. Mbaw daj giz goek comzmaj, gwnzlaj benjbingz, gaebraez baenz diuzsienq, byai ciemh soem, bienmbaw bingzraeuz, baihlaeng meg cungqgyang doed hwnjdaeuj yienhda, megmbaw doengzbingz. Ganjva daj ndaw nyup mbaw yot okdaeuj, daengjsoh, yiengh soumwnz, sang 60～100 lizmij; va geij duj hwnj youq dingjbyai ganjva, va hung, saekhenj. Mak cingzsug le dekhai. 6～8 nyied hai va, 8～9 nyied dawz mak.

生长习性：多为人工栽培。喜温暖潮湿环境，也能耐干旱、寒冷。在肥沃和湿润的土壤中生长最好。

Gij singqcaet didmaj：Dingzlai dwg yungh vunz ndaem aeu. Haengj raeujrub cumxmbaeq、nit, caemh ndaej naih rengx, youq ndaw namh biz caeuq nyinhcumx didmaj ceiq ndei.

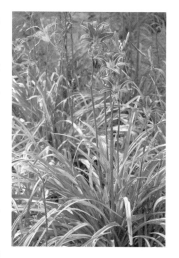

萱草/Byaekgimcim

繁殖方法：多采用分株繁殖，很少采用种子繁殖。

Gij fap sanjfat：Dingzlai dwg cek go daeuj ndaem, caemh goj aeu ceh sanjfat, hoeng gig noix raen yungh.

分株繁殖：在头一年秋天翻耕土地，翌年春天将土块打碎，耙平，放足基肥，畦宽约 1.5 米，长不限，便于浇水。分株在清明时节未萌芽前将母株挖起，轻轻抖去泥土，用手分开，每一个母株可分出 3～6 株，每株带有完整的芽头。栽种时行距约 60 厘米，株距约 50 厘米，挖穴深约 30 厘米，施放基肥，再把种苋埋植穴中，覆土约 3 厘米厚，压实，浇透水。

Faen go daeuj ndaem：Youq bi gaxgonq seizcou cae reih, bi daihngeih seizcin dawz doemyauq dub soiq, bazbingz, dwk gaeuq bwnhdaej, byongj gvangq daihgaiq 1.5 mij, raez mbouj hanh, fuengbienh rwed raemx. Faen go youq seiz ciet cingmingz caengz didnyez gaxgonq dawz gomeh vat hwnjdaeuj, menhmenh saeujdeuz namh, aeu fwngz mbekhai, moix it gomeh ndaej mbek ok 3～6 go, moix go daiq miz gyaeujnyez caezcingj. Mwh ndaem de coij gek daihgaiq 60 lizmij, go gek daihgaiq 30 lizmij, dwk bwnhdaej, caiq dawz goceh ndaem youq ndaw gumz, lumx namh daihgaiq 3 lizmij laeg, naenx net, rweddumz raemx.

田间管理：除草，松土，施农家肥，旱天要浇水。冬天叶子枯萎后，用刀割去。开花时将花采回，晒干，可当蔬菜食用。

Ndaem gvaq guenjleix：Cawz rum, soeng namh, dwk bwnhranz, mbwnrengx yaek rwed raemx. Seizdoeng mbaw reuq le, aeu cax heh deuz. Mwh hai va dawz va mbaet dauq, dak hawq, dang byaek cawj gwn.

采收加工：栽后第二年的秋季挖出根部，除去杂质，切片，晒干，即可入药。

Souyaeb gyagoeng：Yaeb le bi daihngeih seizcou vat ok rag, cawzok nyapnyaj, ronq lip, dak hawq, couh ndaej guh yw.

葛根/Maenzgat

别名粉葛、葛藤。药用部分为根、花。根有解热透疹、生津止渴的作用，花有解酒毒的作用。

Coh'wnq gofaenjgat、gogaeujgat. Giz guh yw dwg rag、va. Rag ndaej gaj huj iemq cimj、seng raemx dingz hawq, va ndaej gaij doeglaeuj.

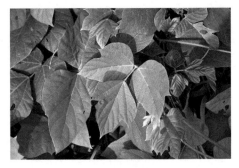

藤本植物，长达 10 米。全身有黄褐色粗毛。叶互生，有长柄，小叶 3 片，两面有白色短毛，背面较多。总状花序腋生，比叶短；蝶形花冠蓝紫色或

葛根/Maenzgat

紫色。4 月萌芽生长，7～8 月开花，9 月果实形成，10 月果实成熟。

Gogaeu, raez daengz 10 mij. Daengx ndang miz bwnndangj saek henjgeq. Mbaw maj doxcah, miz gaenq raez, mbawlwg 3 mbaw, song mbiengj miz bwn dinj saekhau, baihlaeng haemq lai. Foengqva maj eiq, dinj gvaq mbaw; mauhva lumj mbaj saek aeujlamz roxnaeuz saekaeuj. 4 nyied didnyez maj, 7～8 nyied hai va, 9 nyied dawz mak, 10 nyied mak cingzsug.

生长习性：喜温暖、湿润的气候及肥沃、腐殖质层厚的壤土，耐寒，耐旱。藤蔓可以四处伸展，覆盖周围土地。生长期需要较多水肥。

Gij singqcaet didmaj：Haengj dienheiq raeujrub、nyinhcumx caeuq namh biz、laemh doengh gaiq oemq naeuh nanwt, naih nit, naih rengx. Gaeu raih ndaej seiqlengq ietlangh, goemqrim namh seiqhenz. Seiz didmaj aeu raemx bwnh haemq lai.

繁殖方法：种子繁殖、分根繁殖和压条繁殖。

Gij fap sanjfat：Doekceh ndaem、faen rag ndaem caeuq moekgaeu ndaem.

种子繁殖：于头年冬季施足基肥，翻耕土地，经风雨冰冻，使土壤疏松。第二年3月，将土地耙平，做畦播种。采用点播的方式，穴距60厘米左右，每穴播3～4粒种子，覆土约3厘米厚，播后浇水，保持土壤湿润，以利出苗。为了促进种子萌发，应将种子放在30～35℃温水中浸24小时后再行播种。

Doekceh ndaem：Youq bi gaxgonq seizdoeng dwk gaeuq bwnhdaej，cae reih，ginggvaq rung fwn naehang gyoet，sawj namh mboeng. Bi daihngeih 3 nyied，daez reih baz bingz，guh byongj doekceh. Baenzgumz diemj ndaem，gumz gek 60 lizmij baedauq，moix gumz doek 3～4 naed ceh，lumx namh daihgaiq 3 lizmij laeg，doek le rwed raemx，dingjhawj namh nyinhcumx，ndaej leih didngaz. Vihliux coi ceh did nyez，hab aeu ceh cuengq youq ndaw raemxraeuj 30～35 doh cimq 24 diemjcung le caiq bae doekceh.

分根繁殖：每年春季，将老根旁生长的嫩枝用镐头小心刨出，再用利刀切下，在切割时注意带上支根，然后按约60厘米的穴距栽种，深度与原来生长的情况相似，覆土压紧，浇水。

Faen rag ndaem：Binaengz seizcin，dawz nyeoiq hwnj youq henz raggeq de aeu gvak siujsim vat ok，caiq aeu caxraeh heh roengzdaeuj，youq mwh heh de haeujsim dai ragdok，doeklaeng ciuq gumz gek daihgaiq 60 lizmij daeuj ndaem，gij laeg de caeuq gij didmaj gaeuq doxlumj，lumx namh naenx net，rwed raemx.

压条繁殖：葛根蔓生，枝条很长，也较柔软，可采用波状或连续压条法，将葛根拉下，分段埋入土中，待茎节处生根后，按分段切下即可栽种。

Moek gaeu ndaem：Maenzgat benz maj，diuzgaeu gig raez，caemh haemq unq，goj yungh cungj fuengfap gungx lumj raemxlangh roxnaeuz laebdaeb daenz aeu，dawz maenzgat rag roengzdaeuj，faen duenh moek haeuj ndawnamh，deq duqganj did rag le，moix duenh daet roengzdaeuj couh ndaej ndaem lo.

田间管理：葛根生命力强，只需在根部多施杂草做肥，不需特别管理，但要搭棚架。

Ndaem gvaq guenjleix：Aenvih maenzgat lanh seng gig giengz, cij aeu youq giz rag lai de dwk nyaengq guh bwnh, mbouj yungh daegbied guenjleix, hoeng yaek dap gyaq.

采收加工：当年霜降后即可采挖，根洗净，刮去外皮，切片晒干。亦可挖出葛根后洗净，即可上市。葛花于立秋后，当花未完全开放时采摘，晒干。

Souyaeb gyagoeng：Bi de suenggangq gvaq le couh ndaej vat maenz, swiq seuq, gvet gij naeng baihrog bae, ronq limq dak hawq. Hix goj vat ok maenzgat le swiq seuq, couh ndaej gai lo. Vagat youq laebcou le, mwh va caengz hai liux seiz souyaeb, dak hawq.

注：广西平南县种植面积大，有成熟的栽培经验。

Cawq：Guengjsae Bingznanz Yen ndaem lai, miz gingniemh.

七叶一枝花/Lienzgadog

药用部分为根茎。有清热解毒、消肿止痛、止喘、凉肝定惊的作用。

Giz guh yw dwg ragsawz. Ndaej cing huj gaij doeg、siu foeg dingz in、dingz ae'ngab、liengz bwt dingh linj.

生长习性：喜生于山谷溪边，温暖、潮湿、肥沃、富含腐殖质壤土的地方。

Gij singqcaet didmaj：Haengj hwnj youq cauzlak henz rij, couh dwg gizdieg raeujrub、cumxmbaeq、namhbiz、miz doengh gaiq nduknaeuh lai de.

繁殖方法：有根茎繁殖和种子繁殖两种，以根茎繁殖为主。

Gij fap sanjfat：Miz aeu ragsawz daeuj ndaem caeuq doekceh ndaem song cungj, dingzlai aeu ragsawz daeuj ndaem.

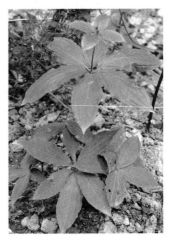

七叶一枝花/Lienzgadog

根茎繁殖：端午时节采回七叶一枝花的根茎，大的留作入药；小的放在背坡阴凉、潮湿、富含腐殖质、肥沃的壤土中栽培，覆土约3厘米厚，浇足水，1个月左右出芽长叶。

Aeu ragsawz ndaem：Daengz ngux nyied co'ngux sou ma gij ragsawz lienzgadog, gaiq hung de guh yw; gaiq iq de cuengq youq mwnq dieg laeng bo raemhliengz、mbaeqcumx、hamzmiz doeng gaiq sae gaiq nduknaeuh lai de、dieg biz de ungganq, lumx namh daihgaiq 3 lizmij na, rwed raemx gaeuq, ndwen ndeu baedauq did nyez ok mbaw.

田间管理：除草，培土，浇水，防治病虫害。

Ndaem gvaq guenjleix：Cawz rum, lumx namh, rwed raemx, fuengzceih binghnonhaih.

采收加工：秋冬时挖出，洗净，整个晒干，即可保存及入药。

Souyaeb gyagoeng：Seizcou seizdoeng vat le, swiq seuq, baenzaen dak hawq, couh ndaej yo daeuj guh yw.

八角莲/Lienzbatgak

药用部分为根。有清热解毒、散结祛瘀、燥湿、泻火的作用。

Giz guh yw dwg rag. Ndaej cing huj gaij doeg、sanq doq cawz cwk、cawz mbaeq、siu huj.

生长习性：野生于深山林下、阴凉潮湿的草丛中。喜阴湿，忌强光和干旱。花期 5～6 月。目前此药野生数量已很少，如不采取保护措施和进行人工繁殖，有灭绝的危险。

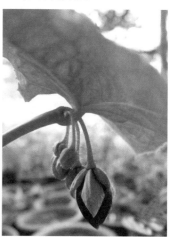

八角莲/Lienzbatgak

Gij singqcaet didmaj：Maj rog ndoi ndaw lueg ndaw ndoeng laj faex、ndaq byozrum raemhliengz mbawcumx. Haengj raemh mbaeq, geih ndit mengx caeuq mbwnrengx. 5～6 nyied haiva. Cuengj yw neix seizneix maj rog ndoi gaenq gig noix, danghnaeuz mbouj guh ndei henhoh caeuq aeu vunz ndaemj guenj, aiq deng cied liux.

繁殖方法：育苗移栽。宜在春季进行，最好在清明前后将小株八角莲挖出，栽在林下肥沃、潮湿的地方。

Gij fap sanjfat：Ganq miuz senjndaem. Hab youq seizcin daeuj guh，ceiq ndei youq cingmingz gonqlaeng dawz go lienzbatgak vat okdaeuj，ndaem youq ndaw ndoeng lajfaex gizdieg namh biz、mbaeqcumx.

田间管理：注意常浇水，保持土壤湿润，施足堆肥。

Ndaem gvaq guenjleix：Haeujsim ciengzseiz rwed raemx，dingjhawj namh mbaeqnyinh、dwk gaeuq bwnh'oemq.

采收加工：种后 4～5 年，于秋季挖根，大株洗净，去须根，晒干，即可入药；小株作为种苗种到地里继续生长。

Souyaeb caeuq gyagoeng：Ndaem ndaej 4～5 bi le，youq seizcou vat rag，go hung swiq seuq，cawz ragsei，dak hawq，couh ndaej guh yw；go iq guh ceh ndaem daengz ndaw reih laebdaeb sanjfat.

注：广西百色市右江区、田林县、乐业县等地的深山老林有产。

Cawq：Guengjsae Bwzswz Si Yougyangh Gih、Denzlinz Yen、Lozyez Yen daengj dieg ndaw ndoeng ndaw lueg hwnj miz.

千年健/Go'ngaeucah

别名一包针。药用部分为根茎。有祛风湿、强筋骨、止痛、消肿的作用。

Coh'wnq yizbauhcinh. Giz guh yw dwg ragsawz. Ndaej cawz fungcaep、ak ndangndok、dingz in、siu foeg.

生长习性：野生于林下水沟附近阴湿的地方。适宜在肥沃的沙质壤土中种植。花期 3～4 月。

Gij singqcaet didmaj：Gag hwnj youq rog ndoi ndoengfaex dieg cumx gaenh henz mieng. Hab youq ndaw dieg sa、biz de dajndaem. 3～4 nyied hai va.

繁殖方法：根茎繁殖和扦插繁殖，多采用根茎繁殖。

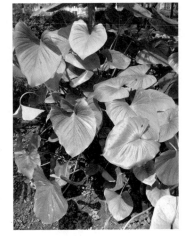

千年健/Go'ngaeucah

Gij fap sanjfat：Aeu ragsawz daeuj ndaem caeuq cap ndaem nye，dingzlai genjyungh ragsawz daeuj ndaem.

根茎繁殖：每年春初，将千年健从野外挖回，除去大部分叶，将根茎切成段，每段几个节，将其埋入土穴内，浇足水，并保持土壤湿润，1个月左右即可长出新芽。

Aeu ragsawz ndaeuj naem：Binaengz haicin rog ndoi dawz go'ngaeucah vat dauq, cawz bae dingzlai mbaw, dawz ragsawz ronq baenz duenh, moix duenh geij hoh, dawz de muk roengz ndaw gumz namh, rwed cuk raemx, lij dingjhawj namh nyinhcumx, ndwen ndeu baedauq cix ndaej did ok nyez moq.

田间管理：苗期除草松土，夏初施肥培土，注意保湿荫蔽。

Ndaem gvaq guenjleix：Seiz miuz cawz rum soeng namh, ngamq haeuj hah dwk bwnh lumx namh, haeujsim dingj cumx baex raemh.

采收加工：全年均可采收，以秋、冬季为宜，挖出根茎，洗净，晒干，即可入药。不宜切片，否则致挥发油散失，降低药效。

Souyaeb gyagoeng：Daengx bi cungj ndaej souyaeb, youq seizcou、seizdoeng ceiq ndei, vat ok ragsawz, swiq seuq, dak hawq, couh ndaej guh yw. Mbouj hab ronq lip, mbouj couh ngaiz gij veihfazyouz sanq deuz liux, gyangqdaemq gij rengz yw de.

山柰/Hinggaeq

别名沙姜。药用部分为根茎。有散寒止痛的作用。

Coh'wnq sagieng（sahing）. Giz guh yw dwg ganjrag. Ndaej sanq nit dingz in.

生长习性：喜半阴半阳，宜在排水良好、疏松、富含腐殖质的沙质壤土栽培。

Gij singqcaet didmaj：Haengj loq raemh loq ndit, hab youq mwnq dieg sa baiz raemx ndei、dieg mboeng、miz doenghgaiq nduknaeuh lai de daeuj ndaem.

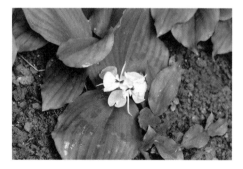

山柰/Hinggaeq

繁殖方法：根茎繁殖。春分到清明间整地，施足基肥，以堆肥为主。耕地做成高畦，按行距约 25 厘米、株距约 25 厘米挖穴，把上年生长的根茎分开并栽入穴中，覆土约 5 厘米厚。

Gij fap sanjfat：Aeu ganjrag daeuj ndaem. Cinfaen daengz cingmingz ndawde cingj dieg, dwk gaeuq bwnhdaej, dingzlai aeu bwnh'oemq dwk. Guh baenz byongj sang, ciuq coij gek daihgaiq 25 lizmij、go gek daihgaiq 25 lizmij vat gumz, dawz bi gonq ganjrag didmaj de faenmbek lij dwk roengz ndaw gumz, lumx namh daihgaiq 5 lizmij laeg.

田间管理：及时中耕除草，施肥培土，注意防治根腐病、叶斑病和小金龟甲虫害。

Ndaem gvaq guenjleix：Gibseiz cae mbouj laeg mbouj dinj cawz rum, dwk bwnh lumx namh, haeujsim fuengzceih binghragnaeuh、binghmbawraiz caeuq duzmboenj nengzgoemj haih.

采收加工：于 11 月苗枯时挖出根茎，洗净并剪去根须，切片，晒干，即可入药。

Souyaeb gyagoeng：Youq 11 nyied gomiuz mwh reuq de vat ok ganjrag, swiq seuq lij daet deuz ragsei, ronq lip, dak hawq, couh ndaej guh yw lo.

土茯苓/Gaeulanghauh

药用部分为根茎。有清热解毒、祛湿、利筋骨的作用。

Giz guh yw dwg ganjrag. Ndaej cing huj gaij doeg、cawz cumx、leih ndangndok.

生长习性：野生于干旱山坡、丘陵及小灌木丛中。喜阳光，在黏土、沙土中均可栽培。花期 5～6 月，果熟期 11 月。

Gij singqcaet didmaj：Maj rogndoi youq gwnz borengx, ndoi lueg caeuq ndaw faexcaz iq. Haengj ndit, youq namhniu、dieg sa cungj ndaej ndaem. 5～6 nyied, 11 nyied mak cingzsug.

繁殖方法：种子繁殖和根茎繁殖。

Gij fap sanjfat：Doekceh ndaem caeuq aeu ganjrag daeuj ndaem.

种子繁殖：于春天整地，放足基肥，以穴播为主，行距约 50 厘米，株距约50厘米，每穴放种子5～6粒，覆土约3厘米厚。

Doekceh ndaem：Youq seizcin cingj dieg, dwk gaeuq bwnhdaej, hai gumz doekceh, coij gek daihgaiq 50 lizmij, go gek daihgaiq 50 lizmij, moix gumz dwk ceh 5～6 naed, lumx namh daihgaiq 3 lizmij laeg.

根茎繁殖：于清明前后挖出根茎，将小个的根茎做种，以穴栽为好。

Aeu ganjrag daeuj ndaem：Cingmingz gonqlaeng, vat ganjrag hwnjdaeuj, aeu ganjrag iq guh ceh, ndaem gumz ceiq ndei.

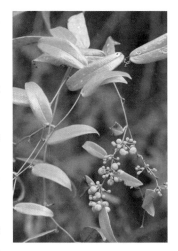

土茯苓/Gaeulanghauh

田间管理：茯苓形成菌核（结苓）后，要勤检查，苓体露出土面时，要及时培土。除草，防治白蚁。

Ndaem gvaq guenjleix：Gaeulanghauh ndaej baenz raet（giet lingz）le, aeu gaenz cazyawj, gaiq lingz de loh ok mienh namh, aeu gibseiz lumx namh. Cawz rum, fuengzceih duzbyuk.

采收加工：秋季采根，选大的洗净，切片，晒干，即可入药；小的作为种苗，立即挖穴埋入土中，浇水，保持土壤湿润。

Souyaeb gyagoeng：Seizcou sou aeu gij rag de, senj aeu rag hung de swiq seuq, ronq limq, dak hawq, couh ndaej guh yw；rag iq de louz guh cungj ceh, sikhaek vat gumz haem roengz ndawnamh, rwedraemx, dingj hawj gij namh de nyinh cumx.

土人参/Gocaenghnaengh

药用部分为根。有滋补强壮的作用。

Giz guh yw dwg gij rag de. Ndaej bouj ndang cangq ndang.

生长习性：耐旱，宜栽在腐殖质壤土和沙质壤土，向阳和半阴半阳的地方均可栽培。广西各地均有野生和人工栽培。

Gij singqcaet didmaj：Naih rengx, hab ndaem youq mwnq dieg namh miz doenghgaiq nduknaeuh lai de caeuq mwnq dieg dieg sa de，giz dieg coh ndit caeuq buenq ndit buenq raemh cungj ndaej ndaem. Guengjsae gak yienh cungj miz gocwx de caeuq yungh vunz ndaem aeu.

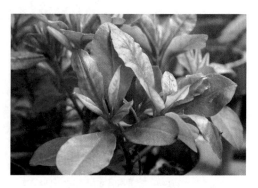

土人参/Gocaenghnaengh

繁殖方法：扦插繁殖和种子繁殖。

Gij fap sanjfat：Cap ndaem nye caeuq doekceh ndaem.

扦插繁殖：一般宜在 6～7 月进行。整地，挖沟深约 20 厘米，株距约 20 厘米；剪枝长约 20 厘米，栽后覆土约 10 厘米，浇水，并保持土壤湿润。

Cap ndaem nye：Baeznaengz hab youq 6～7 nyied cap haemq baenz. Cingj dieg，vat mieng laed daihgaiq 20 lizmij，go gek daihgaiq 20 lizmij；daet nye raez daihgaiq 20 lizmij，lumx namh daihgaiq 10 lizmij，rwed raemx，lij dingjhawj namh nyinh.

种子繁殖：于 3 月中旬条播，行距约 30 厘米，播后浇水。

Doekceh ndaem：Youq 3 nyied ndawcib hai rongh feuh vanq ceh，coij gek daihgaiq 30 lizmij，doek le rwed raemx.

田间管理：除草，施农家肥。

Ndaem gvaq guenjleix：Cawz rum，dwk bwnhranz.

采收加工：栽后 2～3 年，冬季挖根，洗净，蒸熟，晒干，即可入药。

Souyaeb gyagoeng：Ndaem le 2～3 bi，seizdoeng vat rag，swiq seuq，naengj cug，dak hawq，couh ndaej guh yw lo.

巴戟/Gaeusaejgaeq

药用部分为根。有补肾助阳、强筋骨的作用。

Giz guh yw dwg gij rag de. Ndaej bouj mak bang yiengz、giek ndokndang.

生长习性：喜阳、耐旱，宜在疏松的沙质壤土或排水良好的山坡、腐殖质较多的壤土中栽培。花期 4～5 月，果熟期 9～10 月。

Gij singqcaet didmaj：Haengj ndit、naih rengx，hab youq mwnq dieg sa mboeng roxnaeuz mwnq dieg bo baiz raemx ndei de、mwnq dieg namh miz doengh gaiq nduknaeuh lai de daeuj ndaem。4～5 nyied hai va，9～10 nyied mak cingzsug。

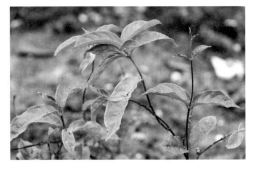

巴戟/Gaeusaejgaeq

繁殖方法：扦插繁殖。立春至惊蛰期间，取 20～25 厘米长、具有 3～4 个芽的枝条，掘穴插入，穴深约 15 厘米，每穴放入插条 4～5 根，插条露出土外 3 厘米左右，覆土，踏实，浇水。

Gij fap sanjfat：Cap nye sanjfat. Ndaw laebcin daengz gingcig，aeu diuz nye 20～25 lizmij raez、daiqmiz 3～4 ngaz de，vat gumz cap，gumz laeg daihgaiq 15 lizmij，moix gumz cap miz 4～5 diuz，cap diuz loh ok rog namh 3 lizmij baedauq，lumx namh，naenx net，rwed raemx。

田间管理：除草，施农家肥，培土，以促进植物生长。

Ndaem gvaq guenjleix：Cawz rum，dwk bwnhranz，lumx namh yawhbienh coicaenh doenghgo didmaj。

采收加工：种植 5～10 年，挖出根，除去茎叶及须根，晒至六七成干，用木槌打扁再晒干，切成约 6 厘米长的小段，即可入药。

Souyaeb gyagoeng：Dajndaem 5～10 bi，vat ok rag，cawzok ganj mbaw caeuq ragsei，dak daengz roek caet cingz hawq，moegloih dub bej caiq dak hawq，ronq baenz duenh iq daihgaiq 6 lizmij raez，cij ndaej guh yw。

白牡丹/Goduenhhau

壮医叫节节红。药用部分为根茎和叶。有祛风除湿、散瘀消肿的作用。

Ywdoj heuh hohhohhoengz. Giz guh yw dwg ganjrag caeuq mbaw. Ndaej cawz rumz cawz cumx、sanq cwk siu foeg.

生长习性：生于山坡、路旁阴湿的灌木丛中。喜温暖，不耐旱，宜在沙质壤土中栽培。

Gij singqcaet didmaj：Hwnj youq ndaw faexcaz ndoi bya、bumz dumz henz roen. Haengj raeuj, mbouj naih rengx, hab youq ndaw dieg sa ndaem.

繁殖方法：种子繁殖和扦插繁殖，清明前后播种，以扦插繁殖为好。

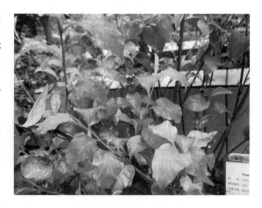

白牡丹/Goduenhhau

Gij fap sanjfat：Doekceh ndaem caeuq cap ndaem nye, cingmingz gonqlaeng ndaem, hoeng aeu cap ndaem nye ceiq ndei.

扦插繁殖：于6～7月雨季进行。先将枝条剪成15～20厘米长，挖沟，将枝条放入，株距约20厘米，覆土约10厘米，留出1～2节在外，浇水，15天左右即可长出新芽。

Cap ndaem nye：You 6～7 nyied seizfwn guh. Sien dawz diuz nye cienj baenz 15～20 lizmij raez, vat rongh, dawz diuz nye cuengq roengz rongh bae, go caeuq go doxgek daihgaiq 20 lizmij, lumx namh daihgaiq 10 lizmij, louz ok 1～2 ciet youq rog, rwed raemx, 15 ngoenz baedauq couh ndaej maj ok ngaz moq.

田间管理：清除杂草，施堆肥。

Ndaem gvaq guenjleix：Cawz nyaengq, dwk bwnh oemq.

采收加工：秋季挖根，洗净，切段，晒干，即可入药。叶可随采随用。

Souyaeb gyagoeng：Seizcou vat rag, swiq seuq, ronq duenh, dak hawq, couh ndaej guh yw. Mbaw ndaej doq yaeb doq yungh.

石菖蒲/Gosipraemx

别名山菖蒲。药用部分为根茎。有开窍、祛痰、解毒、杀虫的作用。

Coh'wnq sanhcanghbuz. Giz guh yw dwg ganjrag. Ndaej haigyau、cawz myaiz、gaij doeg、gaj non.

生长习性：生于沼泽湿地或山溪泉水附近。花期6～7月，果熟期8月。

Gij singqcaet did maj：Hwnj youq giz dingh dumz roxnaeuz henz rijbya raemxmboq. Geizva 6～7 nyied, mwh dawzmak cug 8 nyied.

繁殖方法：根茎繁殖。在采收时，把不能入药的幼嫩根茎挖出做种，按行距约 30 厘米、株距约 20 厘米穴栽，栽后浇水。

Gij fap sanjfat：Ganjrag ndaem. Seiz yaeb yw，dawz gij ganjrag oiq mbouj ndaej guh yw vat ok guh faen，coij gek daihgaiq 30 lizmij、go gek daihgaiq 20 lizmij gumz ndaem，ndaem le rwed raemx.

田间管理：除草，松土，浇水，施农家肥。

Ndaem gvaq guenjleix：Cawz nyaengq, soeng namh, rwed raemx, dwk bwnhranz.

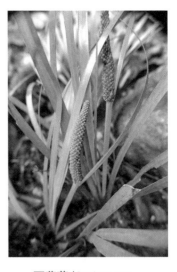

石菖蒲/Gosipraemx

采收加工：栽种 2～3 年，于冬天挖出根茎，小株的做种（立即种下）；大株的剪去叶和须根，洗净，晒干，即可入药。

Souyaeb gyagoeng：Ndaem 2～3 bi, youq seizdoeng vat ok ganjrag, go iq guh faen（doq dawz bae ndaem）; gij ganjrag hung daet bae mbaw caeuq ragmumh, swiq seuq, rak hawq, couh ndaej guh yw.

了哥王/Godeizgoek

药用部分为根及全草。有清热解毒、消肿散结的作用。有小毒，内服用量要小，外用安全。

Giz guh yw dwg rag caeuq daengx go. Ndaej cing ndat gej doeg、siu foeg sanq duq. Mizdi doeg, aeu noix gwn, baihrog cat oep ancienz.

生长习性：生于林边、山坡荒地、草丛、路旁。在沙质壤土及黏质壤土均可栽种。

Gij singqcaet didmaj：Hwnj youq henz ndoengfaex、ndoi bya dieg fwz、byozrum、henz roen. Youq dieg sa caeuq namhniu cungj ndaej ndaem.

繁殖方法：种子繁殖。将采回的成熟种子直接点播在土穴内，每穴放种

5～6粒，覆土约 3 厘米厚，浇水。

Gij fap sanjfat：Doekceh ndaem. Dawz gij ceh cug yaeb ma haenx cigciep diemj doek youq ndaw gumz namh，moix gumz doek 5～6 naed，lumx namh daihgaiq 3 lizmij na，rwed raemx.

田间管理：注意除草、培土即可。

Ndaem gvaq guenjleix：Haeujsim cawz nyaengq，lumx namh couh ndaej.

采收加工：此药一般随用随采。

Souyaeb gyagoeng：Gij yw neix itbuen doq yaeb doq yungh.

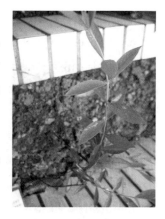

了哥王/Godeizgoek

穿破石/Gooenciq

药用部分为根。有凉血散瘀、舒筋活络的作用。

Giz guh yw dwg rag. Ndaej liengz lwed sanq cwk、mbe ginh doeng loz.

生长习性：生于山沟林下、溪边、园边、灌木丛中。对土壤要求不严。

Gij singqcaet didmaj：Hwnj youq laj cauzlueg ndoengfaex、henz rij、henz suen、ndaw faexcaz. Doiq dieg namh mbouj mizmaz iugouz.

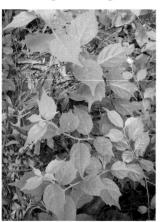

穿破石/Gooenciq

繁殖方法：种子繁殖和育苗移栽。

Fuengfap sanjfat：Doekceh ndaem caeuq yuz miuz senj ndaem.

种子繁殖：于 12 月播种育苗，第二年春天苗高 15～20 厘米时移栽，一般种在园边作围园用。

Doekceh ndaem：Youq 12 nyied doekceh yuz miuz，seizcin bi daihngeih seiz miuz sang 15～20 lizmij senj ndaem，itbuen youq henz suen yungh daeuj humx suen.

育苗移栽：将穿破石小苗直接挖起移植到别的地方栽种。

Ganq miuz senj ndaem：Dawz miuz iq gooenciq cigciep vat hwnjdaeuj senjndaem daengz dieg wnq ndaem.

田间管理：穿破石为野生药材，生长力强又有刺，一般不用护理，适当进行除草、培土即可。

Ndaem gvaq guenjleix：Gooenciq dwg goywcwx, didmaj giengz cix miz oen, bingzseiz mbouj yungh leix, cawz di rum、lumx di namh couh ndaej.

采收加工：全年均可采收。挖根，洗净，切片，晒干，即可入药。

Souyaeb caeuq gyagoeng：Daengx bi cungj ndaej yaeb sou. Vat rag, swiq seuq, ronq benq, dak hawq, couh ndaej guh yw.

射干/Goriengbyaleix

别名山蒲扇、扇子草。药用部分为根茎。有清热解毒、消痰、利咽喉的作用。

Coh'wnq sanhbuzsan、gosanswj. Giz guh yw dwg ganjrag. Ndaej cing ndat gej doeg、siu myaiz、leih conghhoz.

生长习性：生于山坡原野。喜阳光，但在半阴地也能生长。宜栽在富含腐殖质的沙质壤土中。花期7～9月，果熟期9～10月。

Gij singqcaet didmaj：Hwnj youq doengh ndoibya. Haengj ndit, hoeng youq giz buenq raemh hix ndaej maj. Hab ndaem youq mwnq dieg sa miz doengh gaiq nduknaeuh lai de. Mwh haiva de 7～9 nyied, mwh dawzmak cug 9～10 nyied.

繁殖方法：种子繁殖和分根繁殖。

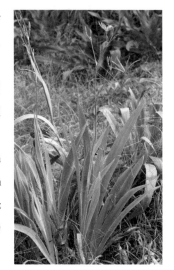

射干/Goriengbyaleix

Gij fap sanjfat：Doekceh ndaem caeuq faen rag ndaem.

（1）种子繁殖：在春季进行，用水浸泡种子1天后，用湿沙子拌匀，保湿，待出芽后穴播。行距、株距均约为30厘米，覆土约1厘米厚，浇水。

Doekceh ndaem：Youq seizcin guh, yungh raemx cimq ceh ngoenz ndeu le, yungh sa dumz gyaux hwnjdaeuj, bauj dumz, caj raen miz ngaz le gumz doek. Coij gek、go gek cungj daihgaiq dwg 30 lizmij, lumx namh daihgaiq 1 lizmij na, rwed raemx.

（2）分根繁殖：春、秋季均可进行，将老根茎挖出分成小块，带 1～2 个芽，穴栽，覆土约 1 厘米厚，浇水，边挖边种，以提高成活率。

Faen rag ndaem：Seizcin、seizcou cungj ndaej, vat ganjrag laux okdaeuj faen baenz gaiq iq, daiq 1～2 aen ngaz, gumz ndaem, lumx namh daihgaiq 1 lizmij na, rwed raemx, doq vat doq ndaem, yienghneix did cij haemq vaiq.

田间管理：种后浇水，出苗后间去过密的拥挤苗，如已抽薹要剪掉，以利根部生长。及时除草，施农家肥。

Ndaem gvaq guenjleix：Ndaem le rwed raemx, didngaz le cawz bae gij miuz nyaed gvaq maed, danghnaeuz gaenq okdaiz aeu daet bae, yawhbienh leih giz rag maj. Gibseiz cawz nyaengq, dwk bwnhranz.

采收加工：于栽后第三年的秋季采收，将根茎挖出，洗净，除去须毛，晒干，即可入药。

Souyaeb gyagoeng：Ndaem le bi daihsam seizcou yaeb sou, vat ok ganjrag, cawzbae mumh bwn, dak hawq, couh ndaej guh yw.

徐长卿/Baklaghomj

别名寮刁竹。药用部分为根及全草。有解暑、开窍、解毒消肿的作用。

Coh'wnq liuzdiuhcuz. Giz guh yw dwg rag caeuq daengx go. Ndaej gej ndat、hai gyau、gaij doeg siu foeg.

茎高 65～100 厘米。全体无毛，少分枝；根多而细长，呈须状。叶对生，针形或线形，全缘。圆锥花序，顶生或腋生；花黄绿色，先端小尖，中部圆筒状。种子长卵形，扁平，暗褐色，边缘有狭翅，顶端有白毛。

Ganj sang 65～100 lizmij. Daengx ndang mbouj bwn, noix faen nye; rag lai cix saeq raez, lumj yiengh mumh. Mbaw doiqseng, mbaw cimhingz

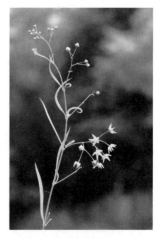

徐长卿/Baklaghomj

roxnaeuz sienqhingz, cienzyienz. Yenzcuih vasi, dingjseng roxnaeuz yigseng; va saek henj heu, gyaeuj gonq iq soem, giz cunggyang yiengh lunzdoengz. Ceh yiengh gyaeq raez, benj bingz, amq henjgeq, bien miz fwed gaeb, dingj gyaeuj miz bwnhau.

生长习性：生于山地阴湿处。适应性较强，但在腐殖质壤土或肥沃深厚、排水良好的沙质壤土中生长较好。花期 6～7 月。

Gij singqcaet didmaj：Hwnj youq giz dieg bya bumzdumz. Sizyingsing haemq ak, hoeng ndaej youq mwnq dieg namh miz doenghgaiq nduknaeuh lai de roxnaeuz mwnq dieg sa laeg biz、baiz raemx ndei de didmaj haemq ndei. Mwh haiva de 6～7 nyied.

繁殖方法：种子繁殖和分株繁殖。

Gij fap sanjfat：Doekceh ndaem caeuq cek go ndaem.

种子繁殖：清明至谷雨期间，整地，施放基肥，开浅沟，将种子均匀撒入沟内，覆土，浇水，保持湿润。

Doekceh ndaem：Cingmingz daengz goekhawx mwh, cingj dieg, dwk bwnhdaej, hai rongh feuh, dawz ceh yinz vanq roengz ndaw rongh, lumx namh, rwed raemx, dingjhawj nyinh.

分株繁殖：宜在早春萌芽前、晚秋枯萎后进行，将小株分出，穴种，覆土后浇足水，20 天左右出苗。密植是增产的关键。

Cek go ndaem：Hab youq haicin didnyez gonq、coulaeng reuq le guh, dawz go iq faen ok, gumz ndaem, lumx namh le rwed raemx gaeuq, 20 ngoenz baedauq didngaz. Maed ndaem dwg gij gvanhgen ndaej demsou.

田间管理：及时除草，施放堆肥，防治蚜虫和椿象虫害。

Ndaem gvaq guenjleix：Gibseiz cawz nyaengq, dwk bwnh oemq, fuengzceih nyaenh caeuq nengzgengz haih.

采收加工：冬天采根，夏天采全草，洗净，晒干，即可入药。

Souyaeb gyagoeng：Seizdoeng yaeb rag, seizhah yaeb daengx go, swiq seuq, dak hawq, couh ndaej guh yw.

注：笔者只种植了数株做标本，尚无大量栽种经验。大量发展种植此药是有前景的，现药市每株 3～5 元。

Cawq：Dou cij ndaem le geij go guh biubonj, mboujcaengz miz gingniemh daeuj daih ndaem. Daih ndaem gij yw neix gig baenz, seizneix hawciengz moix go 3~5 maenz.

莪术/Ginghgunh

药用部分为根茎、块根。有行气止痛、散瘀、消积、消肿的作用。

Giz guh yw dwg ganjrag、gaiqrag. Ndaej hengz heiq dingz in, sanq cwk, siu rom, siu foeg.

生长习性：多为人工栽培，野生极少。喜潮湿、温暖气候，怕严寒霜冻。宜于疏松、肥沃、腐殖质多的深厚沙质壤土中栽培。

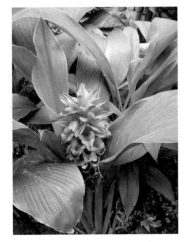

莪术/Ginghgunh

Gij singqcaet didmaj：Dingzlai dwg yungh vunz ndaem aeu, gocwx de gig noix. Haengj cumx、raeuj, lau nit gietmwi. Hab youq mwnq diegsa namh laeg mboeng、biz、miz doenghgaiq nduknaeuh lai de daeuj ndaem.

繁殖方法：根茎繁殖。清明前后，将根茎挖出，在整好的地上按行距约 30 厘米、株距约 30 厘米穴栽，穴深约 15 厘米，每穴栽 1 个根茎，栽后覆土。

Gij fap sanjfat：Ganjrag ndaem. Cingmingz gonqlaeng, vat ganjrag okdaeuj, youq gwnz dieg cingj ndei ciuq coij gek daihgaiq 30 lizmij、go gek daihgaiq 30 lizmij gumz ndaem, gumz laeg daihgaiq 15 lizmij, moix gumz ndaem ndaek ndeu, ndaem le lumx namh.

田间管理：出苗约 30 厘米高后中耕，除草，施肥，培土，排灌。

Ndaem gvaq guenjleix：Didngaz daihgaiq 30 lizmij sang le dajndai, cawz nyaengq, dwk bwnh, lumx namh, baiz guenq.

采收加工：冬天把根茎、块根挖出，刮净须毛，置锅内煮透，捞出晒干，即可入药。根茎叫莪术，块根称莪苓。

Souyaeb gyagoeng：Seizdoeng vat ok ganjrag、gaiqrag, gvat seuq mumh bwn, dwk ndaw rek cawj daeuq, lauz ok dak hawq, couh ndaej guh yw.

Ganjrag heuh ginghgunh，gaiqrag heuh ngojlingz.

注：广西玉林市已种植良种莪术，在玉林市寒山有大量栽培，生长良好。产量高，每株产药材 500 多克，个大，质量好。

Cawq：Gvangjsih Yilinz Si ndaem miz gij cungj ndei ginghgunh，youq Yilinz Si fueng Hanzsanh ndaem lai，maj ndei. Canjliengh sang，moix go canj yw 500 lai gwz，aen hung，caetliengh ndei.

萝芙木/Faexlauxbaeg

别名鱼胆木、野辣椒。药用部分为嫩叶、根。性味苦寒，有小毒。具有清热解毒、疏畅气机、凉血止血的功效。主治伤风、咽喉肿痛、斑疹疮疖、跌打刀伤、毒蛇咬伤，也可治头痛（肝热上攻头部）、高血压等。

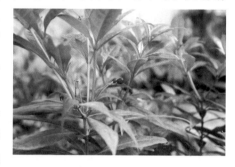

萝芙木/Faexlauxbaeg

Coh'wnq yizdanjmuz、lwgmanhcwx. Giz guh yw dwg mbaw oiq，rag. Singq feih haemz nit，miz doeg iq. Miz gij goengyauq cing ndat gaij doeg、diuzdoeng heiqgih、liengz lwed dingz lwed. Cujyau yw rumzhaeuj、conghhoz foeg in、raiz cimj baenz baez、laemx cax sieng、ngwzdoeg haeb sieng，hix ndaej yw gyaeuj in（daep ndat gung hwnj gyaeuj）、hezyaz sang daengj.

生长习性：生于亚热带地区。喜温暖、潮湿的环境，在树荫下亦能生长。

Gij singqcaet didmaj：Hwnj youq yayezdai digih. Haengj raeuj、cumx，youq laj raemhfaex hix ndaej maj.

繁殖方法：以扦插繁殖为好。可在秋、春进行。宜选土层深厚、疏松肥沃、排水良好的土壤。先整地，开沟，将枝条剪成约 15 厘米长的段，扦入沟内，覆土，留约 3 厘米在外即可。浇水，保持土壤湿润，1 个月后可发出新芽。

Gij fap sanjfat：Yungh cap ndaem nye ceiq ndei. Ndaej youq seizcou、seizcin guh. Hab senj gij namh doem laeg na、mboeng biz、baiz raemx ndei. Cingj dieg gonq，hai rongh，dawz diuznye daet baenz duenh daihgaiq 15 lizmij raez，cap haeuj ndaw rongh，lumx namh，louz daihgaiq 3 lizmij youq rog couh ndaej. Rwed raemx, dingjhawj namh dumz, ndwen ndeu le ndaej fat ok ngaz moq.

注：有资料介绍可用种子繁殖，但笔者试验了十几次均失败。

Cawq：Miz swhliu gaisau ndaej yungh doekceh ndaem, hoeng dou sawqndaem le cibgeij baez cungj ndaem mbouj baenz.

田间管理：注意浇水，保持土壤湿润，除草，施放堆肥。

Ndaem gvaq guenjleix：Haeujsim rwed raemx, dingjhawj namh nyinh, cawz nyaengq, dwk bwnh oemq.

采收加工：栽种 3 年后，于秋天砍去树干，挖出树根，洗净，晒干，即可入药。可将砍下的树干剪成约 15 厘米长的段，立即进行扦插繁殖。

Souyaeb gyagoeng：Ndaem 3 bi le, seizcou raemj ganjfaex bae, vat ragfaex okdaeuj, swiq seuq, dak hawq, couh ndaej guh yw. Ndaej dawz gij ganjfaex raemj roengzdaeuj haenx cienj baenz duenh daihgaiq 15 lizmij raez, doq dawz bae cap ndaem nye.

小茴香/Byaekhom

别名茴香子、小茴。药用部分为成熟果实。有温中暖胃、理气止痛的作用。

Coh'wnq veizyanghswj、veiz iq. Giz guh yw dwg mak cug. Ndaej vwnh cungh raeuj dungx、leix heiq dingz in.

生长习性：喜潮湿、凉爽气候，耐寒，生命力很强，在疏松、湿润的沙质壤土中生长最好。

Gij singqcaet didmaj：Haengj cumx、dienheiq liengz, naih nit, mbouj yungzheih dai, youq mwnq diegsa cumx didmaj ceiq ndei.

繁殖方法：种子繁殖。在我国南方 9 月播种，条播，行距约 60 厘米，株距约 50 厘米，开浅沟，将种子撒于沟内，覆土约 3 厘米厚，浇水。

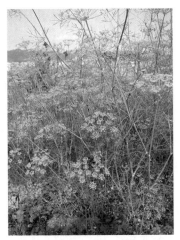

小茴香/Byaekhom

Gij fap sanjfat：Doekceh ndaem. Youq baihnamz guek raeuz 9 nyied doekceh, ndaem nye, coij gek daihgaiq 60 lizmij, go gek daihgaiq 50 lizmij, hai rongh feuh, dawz ceh vanq youq ndaw rongh, lumx namh daihgaiq 3 lizmij na, rwed raemx.

田间管理：浇水，施农家肥，及时除草，防治病虫害。

Ndaem gvaq guenjleix：Rwed raemx, dwk bwnh, gibseiz cawz nyaengq, fuengzceih binghnonhaih.

采收加工：栽种后，当生长到约 30 厘米高时，可拔出洗净，上市当蔬菜出售。种子成熟后采收晒干，将种子打出，除去杂质后放入缸中收藏、入药。

Souyaeb gyagoeng：Ndaem le, maj daengz daihgaiq 30 lizmij sang, couh ndaej ciemz daeuj swiq seuq, hwnjhaw guh byaek gai. Ceh cug souyaeb dak hawq, dawz ceh fad ok, cawz nyaq cab le cuengq roengz ndaw cung yo dwk guh yw.

丝瓜/Gvesei

药用部分为成熟果实的网状纤维，即丝瓜络。有清热、祛风、行血、通络的作用。

Giz guh yw dwg senhveiz yiengh muengx mak cug, couhdwg nyaqgvesei. Ndaej cing ndat、cawzrumz、doeng lwed、doeng loz.

生长习性：喜温暖气候，在湿润、富含有机质的沙质壤土中生长最好，需要充足的水分。丝瓜是蔓生植物，要有棚架供其缠绕生长。

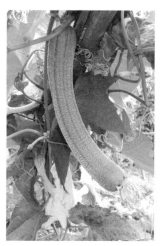

丝瓜/Gvesei

Gij singqcaet didmaj：Haengj dienheiq raeuj, youq ndaw dieg sa miz youjgihciz nyinh maj ceiq ndei, sihyau raemx cungcuk. Gvesei dwg doenghgo raihmaj, aeu miz gaq bungz hawj de geujheux maj.

繁殖方法：种子繁殖。整地，施足基肥，行距约 60 厘米，株距约 50 厘米，穴播，每穴放 3～4 粒种子，穴深约 3 厘米，播后盖土，浇水。出苗后，每穴留壮苗 1 株。

Gij fap sanjfat：Doekceh ndaem. Cingj dieg, dwk gaeuq bwnhdaej, coij gek daihgaiq 60 lizmij, go gek daihgaiq 50 lizmij, gumz doek, moix gumz cuengq 3~4 naed ceh, gumz laeg daihgaiq 3 lizmij, doek le lumx namh, rwed raemx. Didngaz le, moix gumz louz miuzcangq go ndeu.

田间管理：除草，施足农家肥，防治病虫害。

Ndaem gvaq guenjleix: Cawz nyaengq, dwk gaeuq bwnhranz, fuengzceih bingh nonhaih.

采收加工：当丝瓜成熟鲜嫩时，即可采收上市，当蔬菜食用。到秋天，丝瓜变老，瓜蒂变黄时，即可采收。采收后将丝瓜浸入水中，使外皮腐烂，然后在水中清洗搓擦，只剩下洁白瓜络，晒干，即可包装出售。

Souyaeb gyagoeng: Aengve maj hung lij oiq seiz, couh ndaej souyaeb hwnjhaw, dang byaekheu gwn. Daengz seizcou, gve bienq geq, gaenqgve bienq henj seiz, couh ndaej souyaeb. Souyaeb le dawz gve cimq roengz ndaw raemx, hawj naeng rog naeuh, doeklaeng youq ndaw raemx cucat swiq seuq, cij lw nyaqgve hausaksak, dak hawq, couh ndaej baucang gai.

白扁豆/Duhbaphau

药用部分为种子。有补脾止泻的作用。

Giz guhyw dwg gij ceh de. Ndaej bouj mamx dingz siq.

生长习性：喜温暖气候，在肥沃的沙质壤土中生长最好。

Gij singqcaet didmaj: Haengj dienheiq raeuj, youq ndaw dieg sa biz de didmaj ceiq ndei.

繁殖方法：种子繁殖。清明前后，整地，施足基肥，行距约30厘米，株距约30厘米，穴播，每穴放种子2粒，覆土约1厘米厚。

Gij fap sanjfat: Doekceh ndaem. Cingmingz gonqlaeng, cingj dieg, dwk gaeuq bwnhdaej, coij gek daihgaiq 30 lizmij, go gek daihgaiq 30

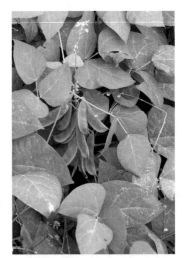

白扁豆/Duhbaphau

lizmij, gumz doek, moix gumz doek 2 naed, lumx namh daihgaiq lizmij ndeu.

田间管理：常浇水，除草，施肥，培土，苗高约 30 厘米时，搭设棚架。

Ndaem gvaq guenjleix：Ciengz rwed raemx, cawz nyaengq, dwk bwnh, lumx namh, seiz miuz sang daihgaiq 30 lizmij, dap gaq.

采收加工：秋季种子成熟时，摘取荚果剥出种子，晒干，置沸水中煮至外皮鼓起，捞出倒入凉水中，搓去皮，晒干，即成扁豆仁。

Souyaeb gyagoeng：Seizcou ceh cingzsugle, mbaet aeu faekmak mbiq ceh, dak hawq, cuengq ndaw raemxgoenj cawj daengz naeng bongz, rauz ok ma raix roengz ndaw raemxcaepbae, nu naeng bae, dak hawq, couh baenz cehduhbap.

决明/Go'mbej

别名草决明。药用部分为种子。有清肝火、散风湿、益肾明目的作用。

Coh'wnq gombejnywj. Giz guh yw dwg ceh. Ndaej cing daep huj、sanq fungcaep、ik mak rongh da.

生长习性：喜温暖、湿润气候，不耐寒冷，怕霜冻，对土壤要求不严，以向阳肥沃的壤土为好。

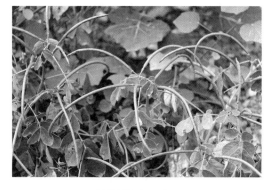

决明/Go'mbej

Gij singqcaet didmaj：Haengj dienheiq raeuj、nyinh, mbouj naih nit, lau tmwidwk, doiq dieg namh mbouj mizmaz iugouz, ndaej dieg namh biz coh ndit de ceiq ndei.

繁殖方法：种子繁殖。在清明前后整地，施足基肥（以杂草、树叶堆肥即可），行距约 60 厘米，开沟条播，每亩用量 2 千克，播后覆土约 3 厘米厚，浇水，约 10 天出苗。

Gij fap sanjfat：Doekceh ndaem. Youq cingmingz gonqlaeng, cingj dieg, dwk gaeuq bwnhdaej（aeu nyaengq、mbaw faex bwnh oemq couh ndaej）, coij gek daihgaiq 60 lizmij, hai rongh ndaem nye, moix moux yunghliengh 2 ciengwz, doek le lumx namh daihgaiq 3 lizmij na, rwed raemx, daihgaiq 10 ngoenz didngaz.

田间管理：苗高40厘米以上，在根部培土防倒伏。多浇水、施肥，促使多分枝、多开花、多结荚；打底叶，以利通风受光，增强籽粒饱满度。除草，松土，防治病虫害。

Ndaem gvaq guenjleix：Miuz sang 40 lizmij doxhwnj, youq giz rag lumx namh fuengz laemx. Lai rwed raemx, dwk bwnh, coisawj faen nye lai、hai va lai、dawzfaek lai, cawz mbaw daej, yawhbienh leih doengh rumz souh rongh, gyagiengz naedceh fag. Cawz nyaengq, soeng namh, fuengzceih bingh nonhaih.

采收加工：当年秋天，荚果成熟由青转黄时，选晴天早晨露水未干时，全株割下，打出种子，去除各种杂质、果荚等，晒干，即可上市出售。其茎可以集中做堆肥。

Souyaeb gyagoeng：Bide seizcou, faekmak daj heu cienj henj le, senj ngoenz mbwn rongh haetromh raiz caengz hawqseiz, daengx go gvej roengzdaeuj, fad aeu ceh, cawzgij nyaq cab、gij byak daengj, dak hawq, couh ndaej gai lo. Gij ganj de ndaej comz guh bwnh oemq.

青葙子/Nyadangjmaj

别名野鸡冠花子、狗尾花。药用部分为种子。有祛风热、清肝火、明目的作用。

Coh'wnq yejgihgvanhvahswj、goujveijvah. Giz guh yw dwg ceh. Ndaej cawz funghyez、cing daephuj、rongh da.

生长习性：生于田野、路旁，适应性强。喜温暖、湿润气候。

Gij singqcaet didmaj：Hwnj youq rog doengh、henz roen, yungzheih did maj. Haengj dienheiq raeuj、nyinh.

繁殖方法：种子繁殖，宜用直播。先整地，按行距约30厘米开浅沟，把种子均匀撒在沟内，覆土约3厘米厚，浇水。

Gij fap sanjfat：Doekceh ndaem, habyungh

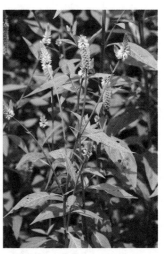

青葙子/Nyadangjmaj

cigciep doek. Cingj dieg gonq, ciuq coij gek daihgaiq 30 lizmij hai rongh feuh, dawz ceh yinz vanq youq ndaw rongh, lumx namh daihgaiq 3 lizmij na, rwed raemx.

田间管理：苗高约 15 厘米后，除草，松土，施农家肥。

Ndaem gvaq guenjleix：Miuz sang daihgaiq 15 lizmij le, cawz nyaengq, soeng namh, dwk bwnhranz.

采收加工：秋季种子成熟时，割下全株，打下种子，除净杂质，晒干，即可上市出售。其茎可以集中做堆肥。

Souyaeb gyagoeng：Seizcou ceh cingzsugle, gvej baenz go roengzdaeuj, dwk ceh, cawz seuq nyaq cab, dak hawq, couh ndaej gai lo. Gij ganj de ndaej comz guh bwnh'oemq.

砂仁/Gosahyinz

别名春砂仁、阳春砂。药用部分为果实。有温脾健胃、消食、安胎的作用。

Coh'wnq cunhsahyinz、yangzcunhsah. Giz guh yw dwg mak. Ndaej raeuj mamx cangq dungx、siu dungxraeng、bauj lwgrug.

生长习性：野生于肥沃山谷、洼地和山坡林下。强光对植株生长不利，但过于荫蔽，则植株生长旺盛，而开花结果少。以富含腐殖质、肥沃疏松、冬季又能保持湿润的壤土为好。花期 3～6 月，果期 8～9 月。

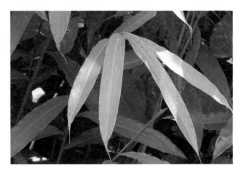

砂仁/Gosahyinz

Gij singqcaet didmaj：Gag hwnj youq ndaw lueg dieg biz、diegdaemq、caeuq laj ndoi. Ndit haenq doiq gode didmaj mbouj yawx, hoeng raemh daiqlai, go de couh maj hoengh, cix haiva dawzmak noix. Ndaej youq mwnq dieg namh miz doenghgaiq nduknaeuh lai de、dieg biz dieg mboeng, seizdoeng lij dingjndaej nyinh ndei de ceiq ndei. Mwh haiva de 3～6 nyied, mwh dawzmak de

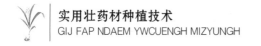

8～9 nyied.

繁殖方法：主要采用分株繁殖，也可采用种子繁殖。

Gij fap sanjfat: Cujyau yungh faengo ndaem, hix ndaej doekceh ndaem.

分株繁殖：宜在春、秋季雨水充足时栽种。栽时先把健壮、高 30～50 厘米的母株刨出，每株可分 5～10 株不等，立即穴栽，行距约 100 厘米，株距约 100 厘米，覆土约 5 厘米厚，浇水。

Faen go ndaem: Hab youq seizcin、seizcou fwnraemx cuk ndaem. Seiz ndaem sien dawz gij go meh cangqmaenh、sang 30～50 lizmij vat ok, moix go ndaej faen 5～10 go mbouj daengj, doq gumz ndaem, coij gek daihgaiq 100 lizmij, go gek daihgaiq 100 lizmij, lumx namh daihgaiq 5 lizmij na, rwed raemx.

田间管理：除草，施农家肥，培土，防治病虫害。在开花期进行人工授粉，以提高产量。

Ndaem gvaq guenjleix: Cawz nyaengq, dwk bwnhranz, lumx namh, fuengzceih bingh nonhaih. Youq mwh hai va de aeu vunz guh soufaenj, daezsang canjliengh.

采收加工：栽后第三年的 8～9 月果实成熟时，将果穗剪下，放在筛中，用微火烘至半干，趁热喷冷水 1 次，使其骤然收缩，果皮与种子紧密结合，使保存时不易发霉，然后焙至全干即可。

Souyaeb gyagoeng: Seiz ndaem le bi daihsam 8～9 nyied mak cug, daet riengzmak roengzdaeuj, cuengq youq ndaw raeng, yungh feiz iq gangq daengz buenq hawq, swnh ndat co raemxcaep baez ndeu, hawj de sawqmwh suk, naeng mak caeuq ceh gaenjmaed giethab, seiz yo mbouj heih fatmwt, doeklaeng gangq daengz cienz hawq couh baenz.

栝楼/Gvahlouz

别名瓜蒌。药用部分为果实、种子、根。果实有清热散结、化痰导滞的作用；种子有润肠通便的作用；根即天花粉，有清肺化痰、养胃生津的作用。

Coh'wnq gvahlouz. Giz guh yw dwgmak、ceh、rag. Mak ndaej cing ndat sanq duq、vaq myaiz yinx cwk; ceh ndaej nyinh saej doeng haex; rag couhdwg denhvahfwnj，ndaej cing bwt vaq myaiz、ciengx dungx seng myaiz.

生长习性：喜温暖、潮湿的环境，耐寒。栝楼是一种深根性植物，根可深入地下100～150厘米。栽培宜选择土层深厚、肥沃的沙质壤土。房前屋后的空地均可栽种。花期7～8月，果期11～12月。

Gij singqcaet didmaj：Haengj gij seiqhenz raeuj、cumx、naih nit. Gvahlouz dwg cungj doenghgo rag laeg ndeu, rag ndaej laeg haeuj laj namh 100～150 lizmij. Ndaem hab senj gij dieg sa namh laeg na、biz. Dieg hoengq dangqnaj ranz baihlaeng ranz cungj ndaej ndaem. Mwh haiva de 7～8 nyied, mwh dawzmak de 11～12 nyied.

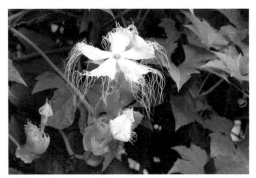

栝楼/Gvahlouz

繁殖方法：以种子繁殖为主。选肥沃的沙质壤土，深耕，放足堆肥，行距约80厘米，株距约50厘米，挖深约5厘米的穴，每穴播种3～4粒，覆土约3厘米厚，浇水。20天左右出苗后，每穴留壮苗1株。

Gij fap sanjfat：Dingzlai doekceh sanjfat. Senj mwnq dieg sa biz, laeg geng, dwk gaeuq bwnh oemq, coij gek daihgaiq 80 lizmij, go gek daihgaiq 50 lizmij, vat gumz laeg daihgaiq 5 lizmij, moix gumz doek 3～4 naed, lumx namh daihgaiq 3 lizmij na, rwed raemx. 20 ngoenz baedauq didngaz le, moix gumz louz miuz noengq ndeu.

田间管理：除草，施肥，培土，搭好支架，防治病虫害。

Ndaem gvaq guenjleix：Cawz nyaengq, dwk bwnh, lumx namh, cap gaq ndei, fuengzceih bingh nonhaih.

采收加工：冬天栝楼果实变黄、表面有白粉时即可采收。种子放在水中反复清洗干净，晒干，即为瓜蒌仁。果壳晒干，即为瓜蒌皮。栽后第二年，采收根部，刮去粗皮，放在清水中浸泡数天，切片，晒干，即为天花粉。

Souyaeb gyagoeng：Seiz seizdoeng mak gvahlouh bienq henj、biujmienh miz faenj hau couh ndaej souyaeb. Ceh cuengq youq ndaw raemx fanfuk swiq seuq, dak hawq, couhdwg ceh gvahlouz. Byak mak dak hawq, couhdwg naeng gvahlouz. Ndaem le bi daihngeih, souyaeb gizrag, gvat naeng co bae, cuengq youq ndaw raemxsaw cimq geij ngoenz, ronq benq, dak hawq, couh baenz denhvahfwnj.

望江南/Caekgoekmbe

别名羊角豆。药用部分为种子和全株。种子有通便的作用，茎叶绞汁可治蛇、毒虫咬伤。

Coh'wnq duhgaeuyiengz. Giz guh yw dwg ceh caeuq daengx go. Ceh Ndaej doeng haex, ganj mbaw geuj raemx ndaej yw ngwz、non doeg haeb sieng.

生长习性：喜温暖、湿润和日照充足的环境，对土壤要求不严，以向阳、肥沃的沙质壤土为好。

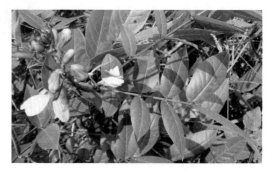
望江南/Caekgoekmbe

Gij singqcaet didmaj：Haengj gij seiqhenz racuj、nyinh caeuq ndit ciuq cuk, doiq dieg namh mbouj mizmaz iugouz, youq gij dig sa coh daengngoenz、biz ceiq ndei.

繁殖方法：种子繁殖。清明前后播种，整地，放足基肥，条播，行距约 50 厘米，开沟，播入，覆土约 3 厘米厚，浇水。

Gij fap sanjfat：Doekceh ndaem. Cingmingz gonqlaeng doek, cingj dieg, dwk gaeuq bwnhdaej, ndaem nye, coij caeuq cnoij doxgek daihgaiq 50 lizmij, hai rongh, doek haeuj, lumx namh daihgaiq 3 lizmij na, rwed raemx.

田间管理：间苗后即可进行松土除草，施农家肥，防止倒伏。注意防治锈病和蚜虫虫害。锈病用 50％萎锈灵可湿性粉剂 2000 倍液喷洒治疗，蚜虫用 3.5％鱼藤精乳油 1200 倍液喷杀。

Ndaem gvaq guenjleix：Lit miuz le couh ndaej guh soeng namh cawz nyaengq, dwk bwnhranz, fuengz laemx. Haeujsim fuengzceih binghmyaex caeuq nyaenh non haih. Binghmyaex yungh 50％ veijsiulingz gojsizsing fwnjci 2000 boix raemx sat, gaj nyaenh yungh 35％ yizdwngzcingh yujyouz 1200 boix raemx sat gaj.

采收加工：当苗高约 30 厘米后，嫩叶可采回当蔬菜食用。冬天种子成熟时采摘，晒干，脱粒，再晒干即可入药。

Souyaeb gyagoeng：Dang miuz sang daihgaiq 30 lizmij le，mbaw oiq ndaej yaeb ma dang byaekheu gwn. Seiz seizdoeng ceh cug yaeb，dak hawq，duet naed，caiq dak hawq，couh ndaej guh yw.

八角茴香/Byaekhom batgak

别名大茴香、八角。药用部分为果实。有祛寒湿、理气止痛、和胃调中的作用。

Coh'wnq byaekhom hung、batgak. Giz guh yw dwg mak. Ndaej cawz nit cumx、leix heiq dingz in、huzdungx diuzcungh.

生长习性：喜温暖、潮湿的环境，在肥沃、湿润、偏酸性的土壤中生长良好。幼树喜阴，成树喜阳。花期 2～3 月，果期 8～9 月。

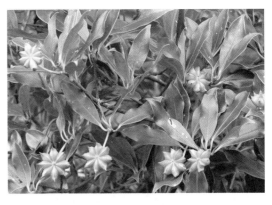

八角茴香/Byaekhom batgak

Gij singqcaet didmaj：Haengj gij seiqhenz raeuj、cumx，youq ndaw namh bien soemj biz nyinh maj ndei. Faex iq haengj raemh，faex hung haengj ndit. Mwh haiva 2～3 nyied，mwh dawzmak 8～9 nyied.

繁殖方法：种子繁殖。春播为 1～2 月，冬播为 11～12 月。采种后进行处理，将种子与 4～5 倍黄泥粉加水拌匀，使每粒种子裹上一层黄泥，放阴凉处保湿至播种时取出，以约 15 厘米的行距在高畦上条播，每隔 5 厘米播种 1 粒种子，盖烧焦泥灰和细土约 3 厘米厚，覆草，浇水。

Gij fap sanjfat: Doekceh ndaem. Seizcin doek 1～2 nyied，seizdoeng doek 11～12 nyied. Yaeb ceh le guh cawqleix，dawz ceh caeuq 4～5 boix faenj boengz henj gya raemx gyaux yinz，hawj moix naed ceh duk hwnj caengz boengz henj ndeu cuengq giz raemhliengz bauj dumz daengz seiz doekceh aeu okdaeuj，ciuq

79

coij gek daihgaiq 15 lizmij youq gwnz byongj sang ndaem nye，moix gek 5 lizmij doek naed ceh ndeu，goemq hoi boengz remj caeuq dieg saeq daihgaiq 3 lizmij na，goemq nywj，rwed raemx.

田间管理：播种后保湿。发芽后除去盖草，并立即搭约 100 厘米高的棚，透光度 30％～40％，1 个月后除去棚盖物。第二年春末萌发前，按行距约 4 米、株距约 4 米定植。

Ndaem gvaq guenjleix：Doekceh le bauj dumz. Did ngaz le biengj gij nyangj goemq bae，caemhcaiq doq dap aen bungz daihgaiq 100 lizmij sang，daeuq rongh doh 30％～40％，ndwen ndeu le cawzbae gij goemq bungz. bi daihngeih seizcin caengz did nyod gaxgonq，ciuq coij gek daihgaiq 4 mij，go gek daihgaiq 4 mij dingh ndaem.

采收加工：种后第八年秋天时，采收果实，晒干出售。

Souyaeb gyagoeng：Ndaem le bi daihbet seizcou，souyaeb gij mak，dak hawq couh ndaej gai.

薏苡仁/Haeuxlidlu

别名薏仁。药用部分为种仁。有健脾补肺、除湿、清热、利尿的作用。

Coh'wnq yiyinz. Giz guh yw dwg gij ceh de. Ndaej cangq mamx bouj bwt、cawz caep、cing ndat、leih oknyouh.

生长习性：适应性很强，对土壤要求不严，以含腐殖质多的沙质壤土为最好，黏土次之。

Gij singqcaet didmaj：Sizyingsing gig ak，doiq dieg namh mbouj mizmaz iugouz，ndaej youq mwnq dieg sa miz doengh gaiq nduknaeuh lai de ceiq ndei，daihngeih dwg dieg namh niu.

繁殖方法：种子繁殖。播种以清明前后为宜，一般为条播，整地，放足基肥，开浅沟，种子均匀播在沟内，覆土约 3 厘米厚，行距约 60 厘米，约 15 天出苗。

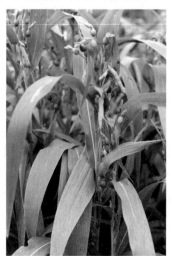

薏苡仁/Haeuxlidlu

Gij fap sanjfat：Doekceh ndaem. Aeu cingmingz gonqlaeng ceiq ndei，cingj dieg，dwk gaeuq bwnhdaej，itbuen dwg aeu ndaem nye，hai rongh feuh，ceh yinz doek youq ndaw rongh，lumx namh daihgaiq 3 lizmij na，coij gek daihgaiq 60 lizmij，daihgaiq 15 ngoenz didngaz.

田间管理：苗高约 20 厘米时，即可松土，除草。中耕施肥，要拔除过多的苗，防治病虫害。

Ndaem gvaq guenjleix：Seiz miuz sang daihgaiq 20 lizmij，couh ndaej soeng namh，cawzrum. Dajndai dwk bwnh，aeu ciemz cawz gij miuz daiq lai de，fuengzceih bingh nonhaih.

采收加工：每年秋、冬季种子成熟时，用镰刀将果穗割下或连根拔出，放在晒场干燥，脱粒，去外皮，再晒干，即可入药。其茎可以集中做堆肥。

Souyaeb gyagoeng：Binaengz seizcou seizdoeng gij ceh cingzsug，yungh liemz gvej riengzmak roengzdaeuj roxnaeuz daiq rag ciemz raeu，cuengq youq diegdak hawqsauj，duet naed，cawz naeng rog，caiq dak hawq，couh ndaej guh yw. Gij ganj de ndaej comz guh bwnh'oemq.

木鳖子/Cehmoegbiet

药用部分为种子。有清热解毒、消肿止痛的作用。

Giz guh yw dwg ceh. Ndaej cing ndat gaij doeg、siu foeg dingz in.

生长习性：生长于山坡、平地。适宜温和气候，对土壤要求不高，在黏土和其他壤土中均可栽培，但以富含腐殖质、土层深厚、肥沃的壤土为优。花期 6～8 月，果期 10～12 月。

Gij singqcaet didmaj：Doiq namh iugouz mbouj sang. Hab dienheiq raeuj，

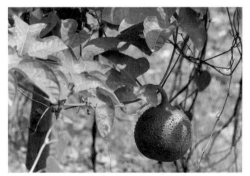

木鳖子/Cehmoegbiet

hwnj youq ndoibya、dieg bingz. Youq ndaw namhniu roxnaeuz namh wnq cungj ndaej ndaem，hoeng aeu gij namh nduknaeuh laeg na biz ceiq ndei. Mwh haiva de 6～8 nyied，mwh dawzmak de 10～12 nyied.

繁殖方法：种子繁殖和根头繁殖。

Gij fap sanjfat：Doekceh ndaem caeuq gyaeuj rag ndaem.

种子繁殖：于 3 月播种，穴播，放足基肥，每穴放种子 1 粒，覆土约 3 厘米厚。

Doekceh ndaem：Youq 3 nyied doek ceh, gumz doek, dwk gaeuq bwnhdaej, moix gumz dwk naed ceh ndeu, lumx namh daihgaiq 3 lizmij na.

根头繁殖：于初冬或早春把雌株根头挖出一半（另一半保留继续生长），再分成小块，每块有芽 1～2 个，分别穴栽。

Gyaeuj rag ndaem：Youq codoeng roxnaeuz haicin dawz gyaeuj rag go meh vat byongh ndeu okdaeuj（lingh byongh baujlouz laebdaeb maj），caiq faen baenz gaiq iq, moix gaiq miz ngaz 1～2 aen, faen gumz ndaem.

田间管理：木鳖子雌雄异株，雄株不结果，但其嫩芽可做蔬菜。栽种时要搭棚架，在根部大量施放垃圾肥料。

Ndaem gvaq guenjleix：Cehmoegbiet go meh go boux mbouj doxdoengz, goboux mbouj dawz mak, hoeng gij ngaz oiq de ndaej guh byaekheu. Aeu dap gaq bungz. Youq mwnq goenq rag de cuengq dong bwnh nyapnyaj.

采收加工：每年秋季当果实成熟时采收晒干，取种子即可入药。

Souyaeb gyagoeng：Binaengz seizcou seiz mak cug souyaeb dak hawq, aeu ceh couh ndaej guh yw.

车前草/Nyadaezmax

药用部分为种子和全草（壮医用法）。有清热、利水、止泻、明目的作用。

Giz guh yw dwg ceh caeuq daengx go（Ywcuengh）。Ndaej cing ndat、leih raemx、dingz siq、rongh da.

生长习性：生于田野、路旁。喜温暖、湿润的环境，耐寒、耐旱，一般土地都可栽植。花期 6～9 月，果期 7～11 月。

Gij singqcaet didmaj：Hwnj youq

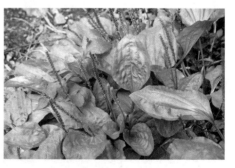

车前草/Nyadaezmax

doenghaz、henz roen. Haengj raeuj、nyinh、naih nit、naih rengx, dieg namh loqyaez cungj ndaej ndaem. Mwh haiva 6～9 nyied, mwh dawzmak 7～11 nyied.

繁殖方法：种子繁殖。于 4 月播种，条播，行距约 30 厘米，覆薄土，浇水。

Gij fap sanjfat：Doekceh ndaem. Youq 4 nyied doek, ndaem nye, coij gek daihgaiq 30 lizmij, lumx namh mbang, rwed raemx.

田间管理：除草，施肥，按约 20 厘米的株距定植。

Ndaem gvaq guenjleix：Cawz nyaengq, dwk bwnh, go gek ciuq daihgaiq 20 lizmij dingh miuz.

采收加工：于 8～9 月果实成熟时割取果穗，晒干，搓出种子，除去杂质，即为车前子。全草拔出，洗净，晒干，即可入药。

Souyaeb gyagoeng：Youq seiz 8～9 nyied mak cug gvej aeu gij riengzmak, dak hawq, nu ceh okdaeuj, cawzbae cabcaet, couhdwg cehcenzswj. Daengx go ciemz ok, swiq seuq, dak hawq, couh ndaej guh yw.

鸡蛋花/Va'gyaeqgaeq

药用部分为花、树皮。花有清热利湿的作用，树皮有通淋、止泄泻的作用。

Giz guh yw dwg va、naeng faex. Va ndaej cing ndat leih caep, naeng faex ndaej doengz limz、dingz siq.

生长习性：喜温暖气候，不耐寒，受冷风袭击后叶常脱落；喜光，但能耐阴。以在排水良好的沙质壤土中生长最好。

Gij singqcaet didmaj：Haengj raeuj, mbouj naih nit, deng rumz

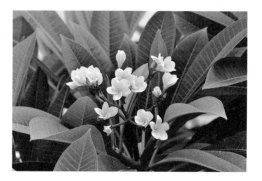

鸡蛋花/Va'gyaeqgaeq

nit caegguk hoenx le ciengz duet doek；haengj rongh, hoeng ndaej naih raemh. Aeu youq ndaw dieg sa baiz raemx ndei maj ceiq ndei.

繁殖方法：扦插繁殖。于清明前后截取长约 30 厘米的茎部，斜埋一半于土中，压实，浇水。

Gij fap sanjfat：Cap nye ndaem. Youq cingmingz gonqlaeng daet aeu giz ganj daihgaiq 30 lizmij raez, ngeng goemq byongh ndeu youq ndaw namh, nyaenx saed rwed raemx.

田间管理：插后保持土壤湿润，1 个月左右可定植。注意除草，适当培土，施垃圾肥。

Ndaem gvaq guenjleix：Cap le dingjhawj namh nyinh, ndwen ndeu baedauq ndaej dingh ndaem. Haeujsim cawz nyaengq, habdangq lumx namh, dwk biz nyapnyaj.

采收加工：夏、秋季采花，晒干，即可入药。

Souyaeb gyagoeng：Seizhah、seizcou yaeb va, dak hawq, couh ndaej guh yw.

巴豆/Betbaklig

药用部分为果仁。内服有峻泻、消积逐水的作用，外用可治恶疮、消疥癣。

Giz guh yw dwg ceh mak. Goen gwn ndaej yw siq、siu romgyaeb raemx, yungh rog ndaej yw baez yak、siu nyan gyak.

生长习性：喜温暖、湿润的环境，不耐寒。对土壤要求不严，荒坡、空地均可种植，但因花容易被风吹落，故宜选背风的地方栽种。花期 3～5 月，果期 6～7 月。

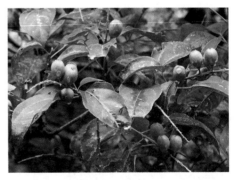

巴豆/Betbaklig

Gij singqcaet didmaj：Haengj raeuj、nyinh, mbouj naih nit. Doiq dieg namh mbouj mizmaz iugouz, ndoi fwz、dieg hoengq cungj ndaej ndaem, hoeng aenvih va yungzheih deng rumz ci doek, ndigah hab senj giz boihrumz ndaem. Mwh haiva 3～5 nyied, mwh dawzmak 6～7 nyied.

繁殖方法：育苗移栽和种子直播。

Fuengfap sanjfat：Yug miuz senj ndaem caeuq cehcigciep doek.

育苗移栽：播种期在雨水时节前后，做高畦，行距约 25 厘米，株距约 3 厘米，条播，播后盖灰肥。于育苗后第二年雨水时节前后移栽，行距约 3 米，株距约 2.5 米。

Yug miuz senj ndaem：Geiz ndaem youq mwh fwnraemx gonq laeng, guh byongj sang, coij gek daihgaiq 25 lizmij, go gek daihgaiq 3 lizmij, diuz ndaem, ndaem le goemq daeuh biz. Youq yug miuz le bi daihngeih mwh fwnraemx gonq laeng senj ndaem, coij gek daihgaiq 3 mij, go gek daihgaiq 2.5 mij.

种子直播：直播穴距约 3 米×2.5 米，每穴放 3～4 粒种子，覆细土约 3 厘米厚。

Cigsoh doek ceh：Cigsoh doek ceh gumz gek daihgaiq 3 mij × 2.5 mij, moix gumz dwk 3～4 naed ceh, lumx dieg saeq daihgaiq 3 lizmij na.

田间管理：生长后除草，培土，防治病虫害。

Ndaem gvaq guenjleix：Maj le cawz nyaengq, lumxnamh, fuengzceih bingh nonhaih.

采收加工：栽后第六年结果，于秋季采下果实堆积在一处，经 2～3 天后于阳光下晒干，用工具去掉果壳，收集种仁，即可入药。

Souyaeb gyagoeng：Ndaem le bi daihroek dawz mak, youq seizcou yaeb mak roengzdaeuj daebdong giz ndeu, ging gvaq 2～3 ngoenz le youq laj ndit dak hawq, yungh hongdawz cawz byak, soucomz gij ceh, couh ndaej guh yw.

凤仙花/Varibfwngz

别名急性子、指甲花。药用部分为种子。有降气、行瘀、透骨、通窍的作用。

Coh'wnq gizsingswj、cijgyazvah. Giz guh yw dwg ceh. Ndaej gyangq heiq、cawz cwk、daeuq ndok、doeng gyau.

生长习性：对气候条件要求不严，一般土壤都能种植，以向阳、湿润、肥沃的土地生长最好，花期 7～9 月，果期 9～10 月。

Gij singqcaet didmaj：Doiq dienheiq iugouz mbouj sang，dieg namh loqyaez cungj ndaej ndaem，mwnq dieg namh coh ndit、nyinh、biz de did maj ceiq ndei，mwh haiva de 7～9 nyied，mwh dawzmak de 9～10 nyied.

繁殖方法：种子繁殖。4～5月条播，覆土约3厘米厚，浇水，保持土壤湿润。苗高约5厘米时，把过密和瘦弱的小苗拔除。

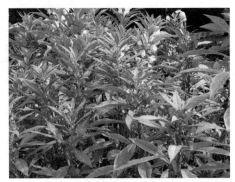

凤仙花/Varibfwngz

Gij fap sanjfat：Doekceh ndaem. 4～5 nyied ndaem nye，lumx namh daihgaiq 3 lizmij na，rwed raemx，dingjhawj namh nyinh. Seiz miuz sang daihgaiq 5 lizmij，dawz gij miuz iq gvaq maed caeuq byomnyieg cimz cawz.

田间管理：注意除草，培土，施肥，防治病虫害。

Ndaem gvaq guenjleix：Haeujsim cawz nyaengq、lumxnamh、dwk bwnh、fuengzceih bingh nonhaih.

采收加工：秋天果实变黄色时摘果，取出种子晒干。摘果须及时，否则，果皮会自动裂开弹出种子。

Souyaeb gyagoeng：Mwh seizcou mak henj yaeb mak，aeu ceh okdaeuj dak hawq，mbaet mak aeu gibseiz，mboujnex，naeng mak rox gag dek sinz ceh okdaeuj.

吴茱萸/Cazlad

别名茶辣、吴芋。有温中止痛、理气止呕的作用。

Coh'wnq cazlaz、vuzyi. Ndaej vwnh cungh dingz in、leix heiq dingz rueg.

生长习性：宜在海拔较低、冬季较暖的地区种植。以土层深厚、排水良好、肥沃的沙质壤土为好。花期6～8月，果期10～12月。

Gij singqcaet didmaj：Hab youq mwnq dieg haijbaz haemq daemq、seizdoeng haemq raeuj ndaem. Youq gij dieg sa namh laeg na、baiz raemx ndei、biz ceiq ndei. Mwh haiva 6～8 nyied，mwh dawzmak 10～12 nyied.

繁殖方法：种子繁殖和插条繁殖。

Gij fap sanjfat：Doekceh ndaem caeuq cap diuz ndaem.

种子繁殖：可在冬天或清明时节播种，约 1 个月后出苗，第二年萌发前定植。

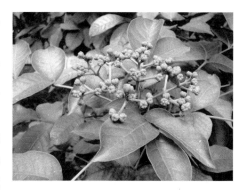

吴茱萸/Cazlad

Doekceh ndaem：Ndaej youq seizdoeng doek roxnaeuz mwh cingmingz doek，daihgaiq ndwen ndeu le didngaz，bi daihngeih did nyod gaxgonq dingh ndaem.

插条繁殖：于春、冬季采集较粗壮枝条，剪至约 25 厘米长，在高畦按约 25 厘米的行距斜插土中，露出土面约 5 厘米，上面覆草，浇水，4～5 月发芽。

Cap diuz ndaem：Youq seizcin、seizdoeng ra diuz nye yiengh haemq co，daet daihgaiq 25 lizmij raez，youq byongj sang ciuq coij gek daihgaiq 25 lizmij nyeng cap ndaw namh，loh ok naj namh daihgaiq 5 liamij，baihgwnz goemq nywj，rwed raemx，4～5 nyied ok ngaz.

田间管理：第二年萌发前按行距约 3 米、株距约 3 米定植，注意除草，施肥，培土。

Ndaem gvaq guenjleix：Bi daihngeih did nyod gaxgonq ciuq coij gek daihgaiq 3 mij、go gek daihgaiq 3 mij dingh ndaem，haeujsim cawz nyaengq，dwk bwnh，lumx namh.

采收加工：定植第三年后结果，当果实变黄色时采果，晒干，即可上市出售。

Souyaeb gyagoeng：Dingh ndaem bi daihsam le dawz mak，daengz mwh mak henj seiz sou mak，dak hawq，couh ndaej gai lo.

佛手/**Makfuzsouj**

别名佛手柑。药用部分为果实。有健脾理气、和胃止呕的作用。

Coh'wnq makgamfuzsouj. Giz guh yw dwg aenmak de. Ndaej cangq maemx leix heiq、huz dungx dingz rueg.

生长习性：喜温暖、湿润、雨水充足的环境，宜于富含腐殖质、排水良好的肥沃壤土、沙质壤土及黏土栽培。喜阳光，怕干燥、寒冷气候。花期 4～5 月，果期 10～12 月。

Gij singqcaet didmaj：Haengj gij seiqhenz raeuj、nyinh、fwnraemx cuk，hab youq mwnq dig miz doenghgaiq nduknaeuh lai de、mwnq dieg namhbiz baiz raemx ndei de、mwnq diegsa caeuq dieg namhniu de daeuj ndaem. Haengj ndit，lau hawqsauj、nit. Mwh haiva 4～5 nyied，mwh dawzmak 10～12 nyied.

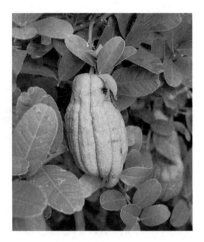

佛手/Makfuzsouj

繁殖方法：主要采用扦插繁殖。3～4 月或 7～9 月选春梢、秋梢做插条，忌选徒长枝，剪成 20～25 厘米、带有 3～5 个芽头的段，按行距约 15 厘米、株距约 15 厘米埋入插床，入土深 10～15 厘米。

Gij fap sanjfat：Cujyau yungh cap ndaem nye. 3～4 nyied roxnaeuz 7～9 nyied senj byainye seizcin seizcou guh diuz cap，geih senj doz nye raez，daet baenz duenh 20～25 lizmij daiq miz 3～5 aen ngaz，ciuq coij gek daihgaiq 15 lizmij、go gek daihgaiq 15 lizmij haem roengz diegndaem，namh laeg 10～15 lizmij.

田间管理：扦插后保持湿润，夏季搭棚遮阴。插条经 9～10 个月后长至苗高 30 厘米左右，于翌年清明前后，按行距约 1.5 米、株距约 1.5 米定植。中耕除草追肥，冬季修枝，注意防治病虫害。

Ndaem gvaq guenjleix：Cap nye le dingjhawj nyinh，seizhah dap bungz cw raemh. Diuz cap ging 9～10 ndwen le miuz sang 30 lizmij baedauq，youq bi daihngeih cingmingz gonqlaeng，ciuq coij gek daihgaiq 1.5 mij、go gek daihgaiq 1.5 mij dingh ndaem. Dajndai cawzrum viq bwnh，seizdoeng daet nye，haeujsim fuengzceih bingh nonhaih.

采收加工：以果实变黄色，表面细孔消失，皮色嫩薄而现光泽为成熟采收的特征。分批将果实采下后切片，晒干或烘干，即可上市出售。

Souyaeb gyagoeng：Caenhdangh raen miz gij daegdiemj mak bienq henj， gij da naeng saeq de siu lo, saek naeng mbang oiq cix rongh ndei seiz dwg cingzsug ndaej sou lo. Faen bad dawz gij mak sou ma le ronq baenz benq, dak hawq roxnaeuz ring hawq, couh ndaej gai lo.

赤小豆/Duhhoengz

药用部分为种子。有清热行水、散恶血、解毒消肿的作用。

Giz guh yw dwg gij ceh de. Ndaej cing ndat doeng raemx、sanqlwed yak、gaij doeg siu foeg.

生长习性：喜阳光，宜于肥沃疏松、湿润的壤土种植。不宜连作，也不宜与落花生等豆类轮作。花期5～8月，果期9～10月。

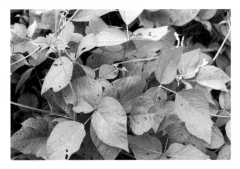

赤小豆/Duhhoengz

Gij singqcaet didmaj：Haengj ndit, hab youq mwnq dieg namh mboeng、nyinhcumx de daeuj ndaem. Mbouj hab lienzdaemh ndaem, hix mbouj hab caeuq duhdoem daengj doenghcungj duh neix doxlwnz daeuj ndaem. Mwh haiva 5～8 nyied, mwh dawzmak 9～10 nyied.

繁殖方法：种子直播。可在清明前后播种，以穴播为好，每穴4～5粒，行距约40厘米，株距约20厘米，覆土约5厘米厚。

Gij fap sanjfat：Cigsoh doekceh aeu. Goj youq cingmingz gonqlaeng doek, vat gumz doek ceiq ndei, moix gumz 4～5 naed, coij gek daihgaiq 40 lizmij, go gek daihgaiq 20 lizmij, lumx namh daihgaiq 5 lizmij na.

田间管理：除草，施肥，以钾肥为主，培土，防治病虫害。

Ndaem gvaq guenjleix：Cawz nyaengq, dwk bwnh, aeu gyazfeiz guh goek, lumx namh, fuengzceih bingh nonhaih.

采收加工：荚果变黄色、豆呈红色且干硬时采割全株，晒压脱粒，除去杂质，晒干，即可上市出售。其茎可以集中做堆肥用。

Souyaeb gyagoeng：Faekmak bienq henj, seiz duh cingz saek hoengz caemhcaiq hawq geng yaeb gvej daengx go, dak nyaenxat duet naed, cawz bae cabcaet, dak hawq, couh ndaej gai lo. Gij ganj de ndaej comz guh bwnh'oemq yungh.

龙眼/Lwgnganx

别名桂圆。药用部分为果肉。具有补心血、安神、健脾、开胃的作用。

Coh'wnq gveiyenz. Giz guh yw dwg noh mak. Ndaej bouj lwed sim、an saenz、cangq maemx、sek.

生长习性：喜温暖气候，怕霜冻。喜肥沃、湿润的壤土，宜于河岸、堤岸、山脚、田边等处种植。花期3～4月，果期7～10月。

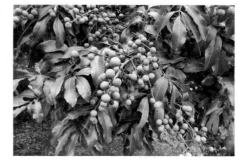

龙眼/Lwgnganx

Gij singqcaet didmaj：Haengj raeuj，lau gietmwi. Haengj gij namh biz、nyinh、hab youq haenz dah、haenz daez、din bya、henz naz daengj giz ndaem. Mwh haiva de 3～4 nyied，mwh dawzmak de 7～10 nyied.

繁殖方法：用育苗嫁接技术培育苗木，也可直接购买种苗回来按规格栽种。

Gij fap sanjfat：Yungh gij gisuz ciepngez fung miuz，hix ndaej cigsoh cawx miuz ma ciuq iugouz ndaem.

田间管理：及时除草，松土，施肥，浇水，防治病虫害。每年冬天进行修枝。

Ndaem gvaq guenjleix：Gibseiz cawz nyaengq，soeng namh，dwk bwnh，rwed raemx，fuengzceih bingh nonhaih. Binaengz seizdoeng daet nye.

采收加工：用育苗嫁接法栽后2～3年结果，将成熟果实采下，剥出果肉，晒干，即为桂圆肉。

Souyaeb gyagoeng：Yungh gij fap ciepngez de ndaem ndaej 2～3 bi le dawz mak，sou gij mak cingzsug de roengzdaeuj，bok aeu gij noh de，dak hawq，couhdwg noh gveiyenz.

佩兰/Gobeilanz

药用部分为全草。有祛暑化湿、开胃醒脾的作用。

Giz guh yw dwg daengx go. Ndaej cawz ndat vaq cumx、sekdungx singj maemx.

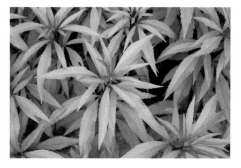

佩兰/Gobeilanz

生长习性：喜温暖、湿润的气候，在高温季节生长迅速。花期 8～11 月，果期 10～12 月。

Gij singqcaet didmaj：Haengj gij dienheiq raeuj、nyinh，youq geiqciet raeujsang maj vaiq. Mwh haiva de 8～11 nyied，mwh dawzmak de 10～12 nyied.

繁殖方法：根茎繁殖。清明前后将越冬苗刨出，取新鲜的根茎截成 5～10 厘米长的小段，开沟，沟距约 30 厘米，沟深约 3 厘米，株距约 15 厘米，覆土约 3 厘米厚，浇水。栽后 20 天左右出苗。

Gij fap sanjfat：Ganjrag ndaem. Cingmingz gonqlaeng vat miuz gvaq doeng okdaeuj，aeu ganjrag moq daet baenz duenh iq 5～10 lizmij raez，hai rongh，rongh caeuq rongh doxgek daihgaiq 30 lizmij，rongh laeg daihgaiq 3 lizmij，go gek daihgaiq 15 lizmij，lumx namh daihgaiq 3 lizmij na，rwed raemx. Ndaem le 20 ngoenz baedauq didngaz.

田间管理：及时除草，松土，常浇水，施农家肥。

Ndaem gvaq guenjleix：Gibseiz cawz nyaengq，soeng namh，ciengz rwed raemx，dwk bwnhranz.

采收加工：当年夏季茎叶茂盛时采收，洗净，晒干，即可入药。也可鲜用。

Souyaeb gyagoeng：Bi de seizhah ganj mbaw mwnnoengq seiz souyaeb，swiq seuq，dak hawq，couh ndaej guh yw. Hix ndaej ndip yungh.

马鞭草/Gobienmax

药用部分为全草。有破血、通经、消肿、杀虫的作用。

Giz guh yw dwg daengx go. Ndaej buq lwed、doeng ging、siu foeg、gaj non.

生长习性：喜干旱，忌水浸。对土壤要求不严，在黏质、沙质壤土中均可栽种，种子发芽率达90％以上。花期7～11月。

Gij singqcaet didmaj：Haengj hawq rengx, geih raemx cimq. Doiq dieg namh mbouj mizmaz iugouz, youq ndaw namhniu、dieg sa cungj ndaej ndaem, gij ceh didnyez beijlwd daddaengz 90％ doxhwnj. Mwh haiva de 7～11 nyied.

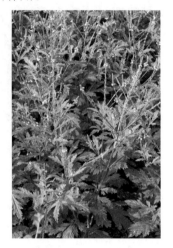

马鞭草/Gobienmax

繁殖方法：种子繁殖和分株繁殖。

Gij fap sanjfat：Doekceh ndaem caeuq cek go ndaem.

种子繁殖：分冬播和春播，以冬播较好，出苗整齐。

Doekceh ndaem：Miz seizdoeng doek caeuq seizcin doek, youq seizdoeng doek haemq ndei, didngaz caezcingj.

分株繁殖：春天把根全部挖出，分开种植，株距约30厘米。

Cek go ndaem：Seizcin baenz go daiq rag vat aeu, faen hai daeuj ndaem, go gek daihgaiq 30 lizmij.

田间管理：注意除草，施农家肥。

Ndaem gvaq guenjleix：Haeujsim cawz nyaengq, dwk bwnhranz.

采收加工：栽种当年开花后挖取地上部分，洗净，切段，晒干，即可入药。

Souyaeb gyagoeng：Ndaem bide hai va le vat aeu dingz gwnz namh de, swiq seuq, ronq duenh, dak hawq, couh ndaej guh yw.

半边莲/Yw'ngwzhaeb

别名细米草、半边花、腹水草。药用部分为全草。有凉血、解毒、清热、消肿的作用。

Coh'wnq simijcauj、banbenhvah、fuzsuijcauj. Giz guh yw dwg daengx go. Ndaej liengz lwed、gaijdoeg、cing ndat、siu foeg.

生长习性：野生于池塘及水沟旁等潮湿地方。喜湿，怕干旱。栽培宜选低洼潮湿的地方，以沙质壤土为最好。

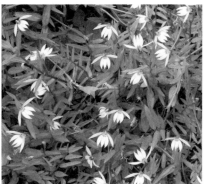

半边莲/Yw'ngwzhaeb

Gij singqcaet didmaj：Gag hwnj youq daemz caeuq henz mieng daengj dieg cumx. Haengj dumz，lau hawq rengx. Ndaem hab senj mwnq dieg gumh cumx，aeu dieg sa ceiq ndei.

繁殖方法：分株繁殖和扦插繁殖。

Gij fap sanjfat：Cek go ndaem caeuq cap ndaem nye.

分株繁殖：于3～4月将植物连根挖出，每丛分若干株，然后开沟栽植，行距约20厘米，株距约10厘米，栽后浇水。

Cek go ndaem：3～4 nyied dawz doenghgo lienz rag ciemz okdaeuj，moix caz faen geij go，doeklaeng hai rongh ndaem，coij gek daihgaiq 20 lizmij，go gek daihgaiq 10 lizmij，ndaem le rwed raemx.

扦插繁殖：于5～6月将植物地上部分小枝剪下，插于沙床，翌年春天即可定植。

Cap ndaem nye：Youq 5～6 nyicd dawz doenghgo dingz gwnz dieg nye iq daet roengzdaeuj，cap youq congz sa，binaj seizcin couh ndaej dingh ndaem naz hung.

田间管理：要经常浇水，保持湿润，并注意除草施肥。

Ndaem gvaq guenjleix：Aeu ciengz rwed raemx，dingjhawj nyinh，caemhcaiq haeujsim cawzrum dwk bwnh.

采收加工：栽种后第二年夏天即可采拔全草，洗净，晒干，即可入药。

Souyaeb gyagoeng：Ndaem le bi daihngeih seizhah couh ndaej yaeb ciemz daengx go，swiq seuq，dak hawq，couh ndaej guh yw.

石斛/Davangzcauj

药用部分为全草。有滋阴益胃、生津止渴的作用。

Giz guh yw dwg daengx go. Ndaej nyinh yaem ik dungx、seng myaiz dingz hozhawq.

生长习性：野生于山区，多生于岩边、石坡等阴湿的地方，在丘陵地多生于黄葛树、梨树、枫杨、银杏等树上。喜温和、阴凉、湿润、通风的环境。

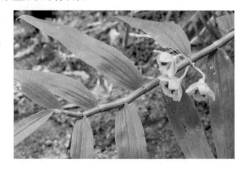

石斛/Davangzcauj

Gij singqcaet didmaj：Gag hwnj youq dieg bya，dingzlai hwnj youq henz ngamz、bo rin daengj dieg raemh dumz，youq dieg ndoi lueg hwnj youq faexvangzgoz、faexleiz、goraeu goliux、yinzhing daengj gwnz faex. Haengj gij seiqhenz raeuj、raemh liengz、nyinh、doeng rumz.

繁殖方法：多用分株繁殖，有贴树法和荫棚栽培法。

Gij fap sanjfat：Dinglai dwg cek go ndaem，miz dep faex caeuq gang bungz gij ndaem fap neix.

贴树法：秋季选树干粗、空气湿度较大的阔叶林，用刀在较粗的树干上砍一浅裂口，将大窝石斛分开，并将老茎剪除，留下嫩茎，按每窝 4～5 株进行分蔸。把分好的石斛根部用竹钉、竹篾、绳索等固定在树干裂口处，以防止活动或掉落，有利于石斛吸收树内水分。固定后，在根上涂抹一层牛粪、豆渣及其他肥料拌成的肥泥，以供其生长需要。

Dep faex ndaem：Seizcou senj gij ndoengfaex mbaw gvangq ganjfaex co、hoengheiq dumzdoh haemq hung，yungh cax youq gwnz ganjfaex haemq co raemj bak ceg feuz ndeu，dawz cauz hung davangzcauj faenhai，caemhcaiq dawz ganj laux daet cawz，louz ganj oiq roengzdaeuj，ciuq moix cauz 4～5 go guh faen goenq. Dawz gij giz rag davangzcauj faen ndei haenx yungh dingcuk、dungh、cag daengj dingh youq giz bak ceg ganjfaex, yawhbienh fuengz gaiqning roxnaeuz yot, miz leih davangzcauj sup raemx ndaw faex. Dinghmaenh le, youq gwnz rag daz caengz haex vaiz、nyaqduh ndeu caeuq gij naez biz gizyawz bwnh gyaux baenz, yawhbienh hawj de maj sihyau.

荫棚栽培法：用焦泥和细沙拌匀，做高约 15 厘米的畦，四周用砖砌好，畦上搭高约 1.5 米的棚，将石斛按约 15 厘米的行距，在畦内直栽，只将尖端露出土面。当茎节上萌发新芽及白色气生根后挖出，再横放在畦上，用小石块压于土面，上覆细土约 1 厘米厚，待新株长出约 5 厘米高时，便可分割移栽。用此法繁殖较快。

Gang bungz ndaem：Yungh naez remj caeuq sa mienz gyaux yinz, guh gij byongj daihgaiq 15 lizmij sang, yungh cien caep ndei, gwnz byongj dap bungz daihgaiq 1.5 mij sang, dawz davangzcauj ciuq coij gek daihgaiq 15 lizmij, youq ndaw byongj cigciep ndaem, cij dawz gyaeuj soem loh ok naj namh. Dang gwnz ciet ganj dokok ngaz moq caeuq heiq hau maj rag le vat ok, caiq vang cuengq youq gwnz byongj, yungh gaiq rin iq dimz youq naj namh, gwnz de lumx dieg saeq daihgaiq 1 lizmij na, caj seiz go moq maj ok daihgaiq 5 lizmij sang, couh ndaej faen gvej senj ndaem. Yungh gij fuengfap neix ndaem haemq vaiq.

田间管理：贴树繁殖者每年应修去枯枝和过密的枝叶，使石斛得到一定的阳光和雨露，并在石斛根部涂抹豆渣、牛粪等肥料，使其生长良好。荫棚栽培繁殖者，可分次施用水粪，如遇天旱要勤浇水，冬季晴天要揭开荫棚，若有霜雪或大雨要盖上荫棚。

Ndaem gvaq guenjleix：Boux dep faex ndaem de binaengz wnggai bae daet nye reuq de caeuq gij mbaw nye maed vangh de, hawj davangzcauj ndaej cikdi ndit caeuq fwn naiz, caemhcaiq youq giz goenq rag davangzcauj daz nyaqduh、haex vaiz daengj bwnh, hawj de maj ndei. Boux gang bungzraemh ndaem, goj faen baez dwk bwnh raemx, danghnaeuz bungq mbwn rengx aeu gaenx rwed raemx, seizdoeng mbwn rongh aeu biengj bungzraemh, danghnaeuz miz mwi nae roxnaeuz fwnhung aeu goemq bungz.

采收加工：栽培 3 年后，四季均可收割，将鲜石斛采下后，洗净，烘干即成。

Souyaeb gyagoeng：Ndaem 3 bi le，seiqgeiq cungj ndaej sougvej，dawz davangzcauj moq yaeb roengzdaeuj le，swiq seuq，ring hawq couh baenz.

仙鹤草/Nyacaijmaj

药用部分为全草。有收敛止血、补虚的作用。

Giz guh yw dwg daengx go. Ndaej hob dingz lwed、bouj haw.

生长习性：分布很广，多野生于山区坡地、林缘、路边及草原地带比较潮湿的地方。喜温暖、潮湿的环境。

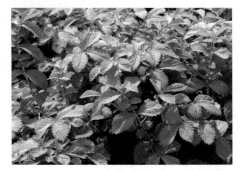

仙鹤草/Nyacaijmaj

Gij singqcaet didmaj：Gag did fat ndaej gig gvangq，dingz lai hwnj youq dieg bo dieg bya、henz ndoengfaex、henz roen caeuq mwnq dieg haemq cumx ranghdieg doenghnywj. Haengj gij seiqhenz raeuj、cumx.

繁殖方法：种子繁殖和分株繁殖。

Fuengfap sanjfat：Doekceh ndaem caeuq cek go ndaem.

种子繁殖：采用直播，冬前播种，翌春出苗。苗高约 15 厘米时即可移栽。

Doekceh ndaem：Gigsoh doek，haeujdoeng gaxgonq doek，binaj seizcin didngaz. Mwh miuz sang daihgaiq 15 lizmij ndaej senj ndaem.

分株繁殖：早春或秋末，将植株全部挖出，根据其大小分为若干小簇，然后分别栽种。

Cek go ndaem：Haicin roxnaeuz sat cou，dawz doenghgo cungj vat okdaeuj，ciuq gij hung iq de faen guh haujlai nyoemq iq，doeklaeng faenbied ndaem.

田间管理：注意除草，松土，施肥。

Ndaem gvaq guenjleix：Haeujsim cawz nyaengq，soeng namh，dwk bwnh.

采收加工：栽种当年或第二年开花前枝叶茂盛时采收，洗净，切段，晒干，即可入药。

Souyaeb gyagoeng：Ndaem bi de roxnaeuz bi daihngeih hai va gaxgonq gij nye mbaw mwn noengq seiz souyaeb，swiq seuq，ronq duenh，dak hawq，couh ndaej guh yw.

芸香草/Hazrang

别名臭草。药用部分为全草。有驱虫、祛风、退热、通经、消肿止痛的作用。

Coh'wnq coucauj. Giz guh yw dwg daengx go. Ndaej gyaep non、cawz fung、doiq ndat、doeng ging、siu foeg dingz in.

生长习性：喜温暖、阳光充足的环境，以排水良好的沙质壤土、腐殖质壤土为最好，其次是黏壤土。

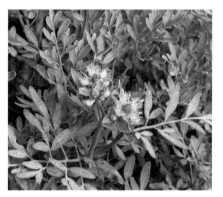

芸香草/Hazrang

Gij singqcaet didmaj：Haengj raeuj、ndit，ndaej mwnq dieg sa baiz raemx ndei de、mwnq dieg namh miz doenghgaiq nduknaeuh lai de ceiq ndei，daihngeih dwg mwnq dieg namhniu de.

繁殖方法：以扦插繁殖为好。春、秋季均可扦插。截成约 10 厘米长的小段，斜插苗床，经常浇水，20 天左右即可生根，成活率可达 90%。苗高约 25 厘米时即可移栽。

Gij fap sanjfat：Ndaej cap nye ndaem ceiq ndei. Seizcin、seizcou cungj ndaej cap nye. Daet baenz duenh iq daihgaiq 10 lizmij raez，nyeng cap dieg doekceh，ciengzseiz rwed raemx，20 ngoenz baedauq couh ndaej maj rag，baenzlixlwd ndaej daengz 90%. Seiz miuz sang daihgaiq 25 lizmij couh ndaej senj ndaem.

田间管理：除草，施农家肥或堆肥，防治病虫害。

Ndaem gvaq guenjleix：Cawz nyaengq，dwk bwnhranz roxnaeuz bwnh'oemq，fuengzceih bingh nonhaih.

采收加工：每年秋季采收，割取地上部分晒干，即可入药。亦可鲜用。

Souyaeb gyagoeng：Moix bi seizcou souyaeb，gvej aeu dingz gwnz dieg dak hawq，couh ndaej guh yw. Hix ndaej ndip yungh.

旱莲草/Haekmaegcauj

别名黑墨草。药用部分为全草。有补肾、凉血、止血、乌发的作用。

Coh'wnq hwzmwzcauj. Giz guh yw dwg daengx go. Ndaej bouj mak、liengz lwed、dingz lwed、ndaem byoem.

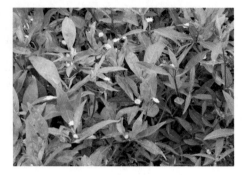

旱莲草/Haekmaegcauj

生长习性：野生于田野、路旁及阴湿地。喜温暖、湿润环境，忌干旱。花期7~9月，果期8~10月。

Gij singqcaet didmaj：Gag hwnj youq doenghnaz、henz roen caeuq dieg raemh dumz. Haengj seiqhenz raeuj、nyinh, geih hawq rengx. Mwh haiva de 7~9 nyied, mwh dawzmak de 8~10 nyied.

繁殖方法：用种子繁殖，清明前后播种。整地，划沟，播种，覆细土约3厘米厚，浇水，播后约15天出苗。

Gij fap sanjfat：Yungh doekceh ndaem, cingmingz gonqlaeng doek. Cingj dieg, veh rongh, doekceh, lumx dieg saeq daihgaiq 3 lizmij na, rwed raemx, doek le daihgaiq 15 ngoenz didngaz.

田间管理：除草，以施人畜粪肥为好。

Ndaem gvaq guenjleix：Cawz nyaengq, aeu dwk bwnhranz ceiq ndei.

采收加工：夏、秋季枝叶茂盛时，割全草洗净，切段，晒干，即可入药。

Souyaeb gyagoeng：Seiz seizhah、seizcou nye mbaw mwn, gvej daengx go swiq seuq, ronq duenh, dak hawq, couh ndaej guh yw.

注：在广西多采用天然生长的旱莲草，很少有人工栽培。

Cawq：Youq Guengjsae dingzlai yungh gij haekmaegcauj gag hwnj de, gig noix yungh vunz ndaem aeu.

泽兰/Caeglamz

药用部分为全草。有活血破瘀、通经行水的作用。

Giz guh yw dwg daengx go. Ndaej doeng lwed buq cwk、doeng ging doeng raemx.

生长习性：喜温暖、潮湿气候。以在土层深厚、富含腐殖质、疏松的肥沃沙质壤土中生长最好，干燥、贫瘠的地方不宜种植。花期 7～9 月，果期 10～11 月。

Gij singqcaet didmaj：Haengj gij dienheiq raeuj、cumx. Ndaej youq mwnq dieg sa biz caengz namh laeg na、hamzmiz doenghgaiq nduknaeuh de、dieg mboeng de didmaj ceiq ndei, mwnq dieg hawqsauj、byom mbouj hab ndaem. Mwh haiva 7～9 nyied，mwh dawzmak 10～11 nyied.

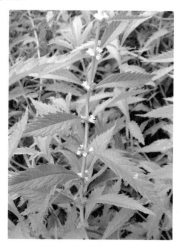

泽兰/Caeglamz

繁殖方法：主要用根茎繁殖，也可用扦插繁殖。根据笔者多年的经验，以用扦插繁殖为最好。

Fuengfap sanjfat：Cujyau yungh ganjrag ndaem，hix ndaej yungh cap ndaem nye. Gaengawq gij gingniemh lai bi dou，yungh cap ndaem nye ceiq ndei.

根茎繁殖：在清明时节，刨出越冬根，选出幼嫩部分，截成约 15 厘米的小段，立即栽种，行距约 30 厘米，沟深约 15 厘米，株距约 15 厘米，覆土约 5 厘米厚，浇水，栽后 10 天左右出苗。

Ganjrag ndaem：Youq mwh cingmingz，vat gij rag gvaq doeng okdaeuj，senj ok mbangj iqnomj，daet baenz duenh iq daihgaiq 15 lizmij，doq ndaem，coij gek daihgaiq 30 lizmij，rongh laeg daihgaiq 15 lizmij，go gek daihgaiq 15 lizmij，lumx namh daihgaiq 5 lizmij na，rwed raemx，ndaem le 10 ngoenz baedauq didngaz.

扦插繁殖：于春、秋季进行，将枝条剪下截成约 15 厘米长，挖沟埋入地下约 10 厘米，株距约 15 厘米，覆土，浇水。

Cap ndaem nye：Seizcin、seizcou song geiq daj ndaem，dawz diuz nye daet roengzdaeuj donj baenz daihgaiq 15 lizmij raez，hai rongh ndaem roengz namh daihgaiq 10 lizmij，go gek daihgaiq 15 lizmij，lumx namh，rwed raemx.

田间管理：间苗，除草，松土，施人畜粪肥，防治病虫害。

Ndaem gvaq guenjleix：Lit miuz，cawz nyaengq，soeng namh，dwk bwnhranz，fuengzceih bingh nonhaih.

采收加工：种后第二年叶茎生长茂盛时采收，洗净，晒干，即可上市出售。

Souyaeb gyagoeng：Ndaem le bi daihngeih mwh mbaw ganj did maj mwn noengq seiz souyaeb，swiq seuq，dak hawq，couh ndaej gai lo.

使君子/Gaeucijginh

别名四君子。药用部分为种子。有驱虫、健脾胃的作用。

Coh'wnq seiqginhswj. Giz guh yw dwg gij ceh de. Ndaej cawz non、cangq mamx dungx.

生长习性：喜温暖气候，怕寒，宜栽于向阳、背风的地方，以中等肥力的沙质壤土为好。花期5～9月，果期6～10月。

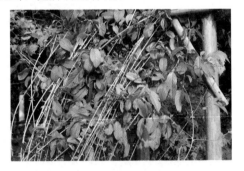
使君子/Gaeucijginh

Gij singqcaet didmaj：Haengj raeuj，lau nit. Hab ndaem youq mwnq dieg coh ndit、boihrumz，youq gij dieg sa biz cungdaengj ceiq ndei. Mwh haiva de 5～9 nyied，mwh dawzmak 6～10 nyied.

繁殖方法：种子繁殖、分株繁殖、压条繁殖、扦插繁殖等均可。种子育苗最好在秋季，收种即播，否则必须用湿沙贮存。春播在3～4月，秋播在9～10月。播前用40℃温水浸1天，可促进发芽。条播或点播的行距约20厘米，株距约10厘米，覆土约3厘米厚。点播每穴放种子2～3粒。

Gij fap sanjfat：Doekceh ndaem、cek go ndaem、at diuz ndaem、cap ndaem nye daengj cungj ndaej. Aeu ceh ganq miuz ceiq ndei youq seizcou sou ceh le couh doek，mboujnex itdingh yungh sa dumz cunz yo. Seizcin doekceh youq

3～4 nyied，seizcou doekceh youq 9～10 nyied. Doekceh gaxgonq yungh 40℃ raemx raeuj cimq ngoenz ndeu，ndaej coi didnyez. Ndaem nye roxnaeuz doekceh coij gek daihgaiq 20 lizmij，go gek daihgaiq 10 lizmij，lumx namh daihgaiq 3 lizmij na. Doekceh moix gumz dwk gij ceh 2～3 naed.

田间管理：播种后保持土壤湿润，约 1 个月后发芽出土，第二年春定植，行距约 3 米，株距约 2 米，幼苗长至 1.5～2.0 米时搭棚架，冬天把藤埋入土中。

Ndaem gvaq guenjleix：Ndaem le dingj hawj namh de nyinh，daihgaiq ndwen ndeu didnyez ok namh，bi daihngeih seizcin dingh ndaem，coij gek daihgaiq 3 mij，go gek daihgaiq 2 mij，miuz iq maj daengz 1.5～2.0 mij，dap bungz gaq，seizdoeng dawz gaeu moek roengz ndawnamh.

采收加工：播种后 6～7 年结果，于 8～10 月果实自绿色变黑色时采收，晒干，即可上市出售。

Souyaeb gyagoeng：Ndaem le 6～7 bi dawz mak，youq 8～10 nyied seiz aenmak daj heu bienq ndaem seiz souyaeb，dak hawq，couh ndaej gai lo.

草果/Makga

药用部分为果实。有消食积、祛寒湿、除烦、止疟的作用。

Giz guh yw dwg gij mak de. Ndaej siu dungxraeng、cawz nit dumz、cawz simnyap、dingz fatnit.

生长习性：喜温暖、半阴半阳的环境，以富含腐殖质、排水良好的沙质壤土为好。果期 9～10 月。

Gij singqcaet didmaj：Haengj gij seiqhenz raeuj、buenq raemh buenq ndit，ndaej youq mwnq dieg sa hamz

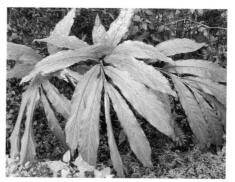

草果/Makga

miz doenghgaiq nduknaeuh lai de、baiz raemx ndei de ceiq ndei. Mwh dawzmak 9～10 nyied.

繁殖方法：根茎繁殖。选半阴半阳的林地，将灌木、杂草集中做堆肥，深翻土地，于春分时节前后，在已开花结果的草果丛中，挖出一年生分根，分根带约 30 厘米长的茎，在已整好的地上按行距约 1.5 米、株距约 1.5 米栽植。

Gij fap sanjfat：Ganjrag ndaem. Senj mwnq dieg ndoengfaex buenq raemh buenq ndit，aeu faexcaz、nyaengq comz oemq guh bwnh，dawz dieg fan laeg，youq mwh cinfaen gonqlaeng，daj ndaw caz makga gaenq hai va gietmak de，vat aeu go hwnj ndaej bi ndeu faen rag de，daiq gij ganj daihgaiq 30 lizmij raez，youq gaiq dieg gaenq cingj ndei de ciuq coij gek daihgaiq 1.5 mij、go gek daihgaiq 1.5 mij daeuj ndaem.

田间管理：中耕除草，施肥。初冬收果时割去枯死的茎枝，8～9 年后挖去中间枯死的老苑。

Ndaem gvaq guenjleix：Ndai moek cawz nyaengq，dwk bwnh. Mwh ngamq haeuj doeng sou mak seiz gvej gij nyeganj dairoz de bae，8～9 bi le vat gij goenqgeq nduek cungqgyang de bae.

采收加工：栽种 3 年后结果，果实呈红褐色时采收，晒干，即可上市出售。

Souyaeb gyagoeng：Ndaem 3 bi le gietmak，mwh aenmak hoengz henj seiz souyaeb，dak hawq，couh ndaej gai lo.

益智/Gomakhing

别名益智仁。药用部分为种子。有健脾胃、补心肾、安神的作用。

Coh'wnq cehmakhing. Giz guh yw dwg gij ceh de. Ndaej cangq mamx dungx、bouj sim mak、an saenz.

生长习性：喜温暖、湿润及半荫蔽的环境，宜于疏松肥沃、排水良好的沙质壤土中种植，以缓坡地为最好。

Gij singqcaet didmaj：Haengj gij seiqhenz raeuj、nyinh caeuq buenq raemh，hab youq ndaw dieg sa mboeng biz、baiz raemx ndei de ndaem，youq mwnq dieg bo banz de ceiq ndei.

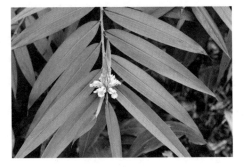

益智/Gomakhing

繁殖方法：分株繁殖。于 6～8 月挖出根茎的根株，以约 1 米×1 米的穴距，每穴栽苗 4～5 株，覆土约 5 厘米厚，不可栽得过深，以免影响分蘖。

Gij fap sanjfat：Cek go ndaem. Youq 6～8 nyied vat ok gij gorag ganjrag, ciuq gumz gek daihgaiq 1 mij ×1 mij, moix gumz ndaem miuz 4～5 go, lumx namh daihgaiq 5 lizmij na, mbouj ndaej ndaemlaeg lai, mienx yingjyangj de biunyez.

田间管理：每年中耕除草，施堆肥 2 次。

Ndaem gvaq guenjleix：Binaengz ndai moek cawz nyaengq, dwk 2 baez bwnh'oemq.

采收加工：栽后第三年收获，于 5～6 月果实呈褐色、果茸毛减少时采收，去果柄后晒干，即可上市出售。

Souyaeb gyagoeng：Ndaem le bi daihsam ndaej sou, 5～6 nyied seiz saek mak henjgeq, aenmak bwnyungz gemjnoix seiz souyaeb, cawz gaenz mak le dak hawq, couh ndaej gai lo.

栀子/Golwghenj

别名黄栀子、山栀子。药用部分为果实。有清热、利尿、止血的作用。

Coh'wnq vuengzgae、sanhcihswj. Giz guh yw dwg gij mak de. Ndaej cing ndat、leih oknyouh、dingz lwed.

生长习性：喜温暖气候，向阳，对土壤要求不严，以疏松、肥沃的向阳坡地为好。

Gij singqcaet didmaj：Haengj raeuj, coh ndit, doiq dieg namh mbouj

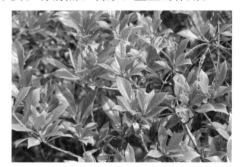

栀子/Golwghenj

mizmaz iugouz, youq mwnq dieg bo coh ndit mboeng、biz ceiq ndei.

繁殖方法：扦插繁殖和种子繁殖。

Gij fap sanjfat：Cap ndaem nye caeuq doekceh ndaem.

扦插繁殖：在春季进行，以 2～3 年生枝做插条，剪成约 15 厘米左右的小段，斜埋土中。

Cap ndaem nye：Youq seizcin guh，aeu 2～3 bi nye ndip guh cap diuz，daet baenz duenh iq daihgaiq 15 lizmij baedauq，ngeng ndaem roengz namh.

种子繁殖：以春播为好，在整好的畦上以约 25 厘米的行距开沟条播，覆土约 5 厘米厚。苗高约 15 厘米时可定植。

Doekceh ndaem：Youq seizcin doek ceiq ndei，youq gwnz byongj cingj ndei de ciuq coij gek daihgaiq 25 lizmij hai rongh ndaem nye，lumx namh daihgaiq 5 lizmij na. Miuz sang daihgaiq 15 lizmij le ndaej dingh ndaem.

田间管理：注意培土，除草，施肥，防治病虫害。

Ndaem gvaq guenjleix：Haeujsim lumx namh，cawz nyaengq，dwk bwnh，fuengzceih bingh nonhaih.

采收加工：当果实呈黄色时采收，晒干，即可上市出售。

Souyaeb gyagoeng：Daengz mwh naeng mak raen bienq saek henj seiz souyaeb，dak hawq，couh ndaej gai lo.

罗勒/Goroixlanz

别名光明子。药用部分为茎叶和种子。茎叶有祛风、消肿、散瘀、止痛的作用，种子为眼科疾病用药。

Coh'wnq gvanghmingzswj. Giz guh yw dwg ganj mbaw caeuq ceh. Ganj mbaw ndaej cawz fung、siu foeg、sanq cwk、dingz in，ceh dwg bingh lwgda yungh yw.

生长习性：生于亚热带，喜温暖、潮湿的气候，不耐寒，不耐干旱。是一种深根性植物，其根可深入土中 65～100 厘米，宜在肥沃的沙质壤土和腐殖质壤土中栽种。果熟期于 8～10 月。

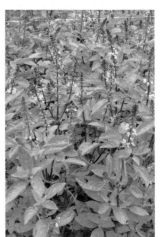

罗勒/Goroixlanz

Gij singqcaet didmaj：Hwnj youq ragdieg haemq hwngq，haengj dienheiq raeujrub、cumxmbaeq，mbouj naih nit，mbouj naih rengx. Dwg cungj doenghgo rag ndaemqlaeg ndeu. Rag de ndaej ndaemqlaeg daengz ndaw namh 65～100 lizmij，hab youq dieg sa biz caeuq dieg namh hamzmiz doenghgaiq nduknaeuh lai de daeuj ndaem. Gij ceh 8～10 nyied cug.

繁殖方法：种子繁殖。于 4 月进行。整地，施足基肥。条播行距约 30 厘米，开浅沟，将种子均匀播入，覆薄土，浇水，15 天左右出苗。苗高 10 厘米左右时间苗，按株距约 15 厘米留苗。

Gij fap sanjfat：Doekceh ndaem. Youq 4 nyied guh. Cingj dieg, dwk gaeuq bwnhdaej. Hai rongh ndaem coij gek daihgaiq 30 lizmij, hai rongh feuh, dawz din doek yinz, lumx namh mbang, rwed raemx, 15 ngoenz baedauq didngaz. Mwh miuz sang 10 lizmij baedauq couh lit miuz, ciuq go gek 15 lizmij louz miuz.

田间管理：及时除草，施人畜粪肥，注意浇水。

Ndaem gvaq guenjleix：Gibseiz cawz rum, dwk bwnhranz, haeujsim rwed raemx.

采收加工：茎叶于 6～7 月采收。种子在秋天成熟后采收，割取全草，晒干，过筛，除去杂质，即得种子。

Souyaeb gyagoeng：Gij ganj mbaw 6～7 nyied sou. Gij ceh youq seizcou geq le souyaeb, gvej aeu daengx go liux, dak hawq, gvaq raeng, cawz deuz nyapnyej, couh ndaej ceh lo.

鱼腥草/Byaekhaeu

药用部分为全草。具有清热解毒、利尿消肿、化食健胃、顺气止咳、祛风镇痛等功效。是药食兼用的保健蔬菜。

Giz guh yw dwg daengx go. Ndaej cing huj gaij doeg、ndei oknyouh siu foeg、sek dungx ak dungx、swnh heiq dingz ae、cawz fung gemj in daengj.

生长习性：野生于阴湿之地或水边低地。喜温暖、潮湿环境，怕霜冻，忌干旱。以肥沃的沙质壤土及腐殖质壤土生长最好。花期 5～6 月，果期 10～11 月。

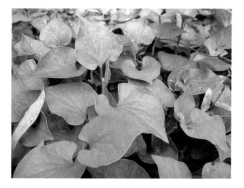

鱼腥草/Byaekhaeu

Gij singqcaet didmaj: Hwnj rogndoi gizdieg raemhmbaeq roxnaeuz gizdieg daemq henz raemx. Haengj gizdieg raeujrob、cumxmbaeq, lau gietmwi, geih mbwnrengx. Ndaej youq mwnq diegsa biz de caeuq mwnq dieg hamz miz doengh gaiq nduknaeuh lai de didmaj ceiq ndei. 5~6 nyied hai va, 10~11 nyied dawz mak.

繁殖方法：根茎繁殖。于清明前后，植株未萌芽前，将根茎挖出，开浅沟，按行距约 30 厘米、株距约 15 厘米将根茎排放在沟内，覆土约 3 厘米厚，浇水，约 20 天出苗。

Gij fap sanjfat: Aeu ganjrag daenj ndaem. Youq cingmingz gonqlaeng, doenghgo caengz did nyez gonq, dawz ganjrag vat okdaeuj, hai rongh feuh, ciuq coij caeuq coij daihgaiq 30 lizmij、go gek daihgaiq 15 lizmij dawz ganjrag baiz youq ndaw rongh, lumx namh daihgaiq 3 lizmij laeg, rwed raemx, 20 ngoenz didngaz.

田间管理：栽后经常浇水，保持土壤潮湿，拔除杂草，松土追肥。地上茎部徒长时采摘嫩茎叶食用，开花时摘花蕾，以减少营养消耗，促进地下茎生长，提高产量。

Ndaem gvaq guenjleix: Ndaem le ciengzseiz rwed raemx, dingj hawj namh mbaeqcumx, ciemz deuz rumcab, song namh viq bwnh. Mwh ganj gwnz namh bongh did yaeb aeu ganj oiq mbaw daeuj gwn, mwh hai va yaeb valup, gemjnoix gij bouj de sied deuz, ndaej coicaenh ganj lajnamh didmaj, daezsang canjliengh.

采收加工：在秋季连根拔起，洗净，晒干，即可入药。亦可鲜用。

Souyaeb gyagoeng: Youq seizcou daiq rag ciemz hwnjdaeuj, swiq seuq, dak hawq, couh ndaej guh yw. Hix ndaej ndip yungh.

益母草/Ngaihmwnj

别名红花益母草。药用部分为全草。有祛瘀生新、活血调经、利水解毒的作用。

Coh'wnq ngaihmwnj vahoengz. Giz guh yw dwg daengx go. Ndaej cawz cwk maj moq、byaij lwed diuz saeg、leih raemx gaij doeg.

生长习性：野生于荒地、路旁、溪边、草地等向阳的地方。喜温暖、较湿润的环境，耐严寒。荒坡、瘦地均可生长，但以土层深、含腐殖质的沙质壤土生长最好。花期6～8月，果期8～9月。

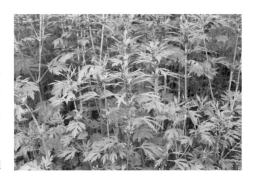

益母草/Ngaihmwnj

Gij singqcaet didmaj：Hwnj youq rogndoi diegfwz、henz roen、henz rij、diegnywj daengj gizdieg coh ndit. Haengj gizdieg raeujrub、haemq nyinhcumx、naih nitnit. Ndoi fwz、diegbyom cungj ndaej didmaj，hoeng ndaej youq mwnq dieg dieg sa caengz namh laeg、hamz miz doengh gaiq nduknaeuh lai de didmaj ceiq ndei. 6～8 nyied hai va，8～9 nyied dawz mak.

繁殖方法：主要用种子繁殖。在春分至芒种期间，先整地，施放基肥，开浅沟，将种子均匀撒入沟内，覆土约1厘米厚，浇水，约15天出苗。

Gij fap sanjfat：Dingzlai aeu ceh daeuj ndaem. Youq mwh cinfaen daengz muengzcungq，cingj dieg gonq，dwk bwnhdaej hai rongh feuh，dawz ceh vanq yinz youq ndaw rongh，lumx namh daihgaiq 1 lizmij laeg，rwed raemx，15 ngoenz didngaz.

田间管理：苗高约5厘米时，拔除瘦弱的幼苗，除草松土，施农家肥，防治病虫害。在生长中期易发生白粉病和锈病，白粉病可用50％可湿性多菌灵粉剂500～1000倍液喷雾，锈病可用97％敌锈钠200～250倍液喷雾防治。虫害主要是地老虎为害幼苗，可用90％敌百虫原药1500倍液浇注将其毒杀。

Ndaem gvaq guenjleix：Mwh miuz sang daihgaiq 5 lizmij le，ciemz gomiuz nyieg iq de bae，cawz rum soeng namh，dwk bwnhranz，fuengzceih bingh nonhaih. Dingzlai bingh nonhaih youq didmaj cunggeiz ngaih fat binghfaenjhau caeuq binghdaihoengz，binghfaenjhau ndaej aeu 50％ gojsizsing dohgunlingz ywfaen 500～1000 raemx byoq mok，binghdaihoengz，ndaej aeu 97％ dizsiunaz 200～250 boix raemx byoq mok fuengzceih. Nonhaih dingzlai miz dilaujhuj daeuj haih miuz oiq，ndaej aeu 90％ ywyienz dizbwzcungz 1500 boix raemx rwed coq doeg gaj.

采收加工：于8～10月果实成熟时割取全草，脱下种子，晒干，即可入药。茎叶即益母草，子叶称茺蔚子，有调经、活血、行血、明目的作用。

Souyaeb gyagoeng：8～10 nyied aenmak cingzsug le, gvej daengx go rum, dak hawq, couh ndaej guh yw. Ganj mbaw couhdwg ngaihmwnj, ceh mbaw heuh cehcunghvei, ndaej diuz dawzsaeg、vaij lwed、byaij lwed、rongh da.

夏枯草/Nyayazgyae

药用部分为花和全草。有清肝明目、散结解毒的作用。

Giz guh yw dwg va caeuq daengx go. Ndaej cing daep rongh da、siu duq gaij doeg.

生长习性：生于丘陵、草地、田埂、路旁，分布广。喜温和、湿润气候，适应性强，在广西多为野生，很少人工栽培。花期5～7月，种子7月成熟。

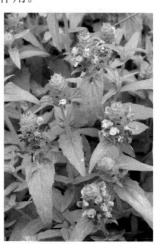

夏枯草/Nyayazgyae

Gij singqcaet didmaj：Hwnj youq rogndoi、diegnywj、hamqnaz、henzroen、faenbouh gvangq. Haengj dienheiq raeujndei、nyinhcumx、sizyingsing giengz, youq Guengjsae dingzlai dwg gag hwnj, gig noix yungh vunz ndaem aeu. Mwh haiva de 5～7 nyied, gij ceh de 7 nyied cingzsug.

繁殖方法：种子繁殖和分株繁殖。

Gij fap sanjfat：Doekceh ndaem caeuq faen ndaem nye.

种子繁殖：于4月条播。先开浅沟，行距约30厘米，将种子均匀播于沟内，覆细土，浇水。

Doekceh ndaem：Youq 4 nyied aeu nye daeuj ndaem. Hai rongh feuh gonq, coij gek 30 lizmij, dawz ceh doek yinz youq ndaw rongh, lumx namh, rwed raemx.

分株繁殖：在春季当老根发芽后，把根挖出，分株，每株带1～2个幼芽，随挖随栽，栽完浇水。

Faen ndaem nye：Youq seizcin raggeq did nyez le, dawz rag vat okdaeuj, mbek hai，moix rag daiq 1～2 da ngazoiq，doq vat doq ndaem，ndaem sat rwed raemx.

田间管理：除杂草，适当施农家肥。

Ndaem gvaq guenjleix：Cawz rum，habdangq dwk bwnhranz.

采收加工：幼苗、嫩茎叶可食用。6～7 月开花时割取全株，洗净，晒干，即可入药。

Souyaeb gyagoeng：Gonyez de、mbaw oiq de goj ndaej gwn. 6～7 nyied hai va de，gvej aeu daengx go swiq seuq，dak hawq，couh ndaej guh yw.

紫苏/Gosijsu

根、茎、叶和种子均可入药。在作为中药使用时，叶称苏叶，枝称苏梗，子称苏子。有发表、散寒、行气、宽中、解毒的作用，苏梗能顺气安胎。现代研究证明，紫苏有降血脂、降血黏度和保健的作用。

Gij rag、ganj、mbaw caeuq gij ceh cungj ndaej guh yw. Aeu daeuj guh Ywdoj yungh seiz，mbaw heuh mbawsu，nye heuh gaenqsu，ceh heuh cehsu. Ndaej fat biuj、sanq nit、byaij

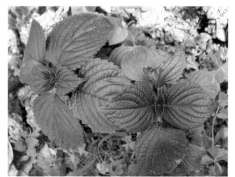

紫苏/Gosijsu

heiq、gvangq ndaw、gaij doeg. Ganj ndaej swnh heiq onj lwg ndaw dungx. Ciuhneix yenzgiu cwngmingz，sijsu ndaej gyangq lauzlwed、gyangq lwedniu caeuq baujgen.

生长习性：适应性强，各类土壤都可栽培。选择表土不易板结、通气保水性好、含腐殖质较高的肥沃土壤为好。房前屋后、沟旁、菜地等沙质壤土、黏质壤土中均能生长。

Gij singqcaet didmaj：Hab'wngq ndaej giengz，gak cungj dieg namh cungj ndaej ndaem. Senj mwnq namhbiuj mbouj yungzheih giethangj de、doeng heiq bauj raemx ndei de、hamzmiz doenghgaiq nduknaeuh lai de ceiq ndei. Dangqnaj ranz baihlaeng ranz、henz mieng、reihbyaek daengj dieg sa、namhniu ndaw de cungj ndaej didmaj.

繁殖方法：种子繁殖。于清明前后播种浇水，苗高约 15 厘米时移植。紫苏定植 20 天后，对已长成 5 个茎节的植株，应将茎部 4 个茎节以下的叶片和枝杈全部摘除，促进植株健壮生长。

Gij fap sanjfat：Doekceh ndaem. Youq cingmingz gonqlaeng rwed raemx, miuz sang daihgaiq 15 lizmij le senjndaem. Mbaet mbaw daet ngaz caed reuz：Sijsu senjndaem 20 ngoenz le, doiq doenghgo gaenq majbaenz 5 ganjhoh de, hab dawz gizganj 4 cez ganjhoh doxroengz doenghgij mbaw caeuq nye de mbaetdeuz, coicaenh doenghgo didmaj noengqnwt.

田间管理：在苗高约 30 厘米时，松土除草，以施人畜粪肥、复合肥、有机肥为好。遇高温干旱时，早晚要浇水抗旱。防治病虫害。

Ndaem gvaq guenjleix：Youq mwh gomiuz sang daihgaiq 30 lizmij, soeng namh cawz rum, dwk bwnhranz、fuzhozfeiz、youjgihfeiz ceiq ndei. Bungzdaengz mwh hwngq mbwnrengx, haethaemh yaek rwed raemx dingj rengx. Fuengzceih bingh nonhaih.

采收加工：当叶茂盛时采摘叶晒干，即为苏叶。秋季果实成熟时，割取全株，晒干，脱下种子，即为苏子，其枝即为苏梗。

Souyaeb gyagoeng：Mwh mbaw mwn de yaeb mbaw dak hawq, couhdwg mbawsu. Seizcou mwh mak cingzsug de, gvej aeu daengx go, dak hawq, bongxloenq gij ceh de, couh dwg cehsu, gijganj de couhdwg gaenqsu.

豨莶/Gohihcenh

药用部分为全草。有祛风湿、强筋骨的作用。

Giz guh yw dwg daengx go. Ndaej cawz fungcaep、ak ndokndang.

生长习性：多野生于路边、荒地。适应性强，以温暖、潮湿环境生长较好，植株高大，在旱地生长不良，在富含腐殖质的肥沃黏土生长良好。

Gij singqcaet didmaj：Dingzlai hwnj youq rogndoi henzroen、dieg fwz, ndaej hab'wngq giengz, youq giz dieg raeujrub, cumxmbaeq didmaj haemq ndei, doenghgo hungsang, youq diegrengx didmaj mbouj baenz, ndaej youq dieg namh biz hamzmiz doengh gaiq nduknaeuh lai de ceiq ndei.

繁殖方法：种子繁殖。秋天将土地深耕，来年春天再复耕 1 次，施足基肥，整平做畦，然后播种，浇水，17 天左右可出苗。苗高约 10 厘米时间苗，苗距约 10 厘米。

Gij fap sanjfat：Doekceh ndaem. Seizcou dawz reih cae laeg, binaj seizcin caiq dauqgeng baez ndeu, dwk gaeuq bwnhdaej, cingj bingz guh

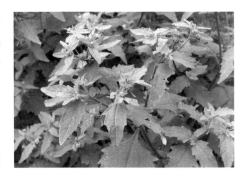

豨莶/Gohihcenh

byongj, doeklaeng doekceh，rwed raemx，17 ngoenz baedauq ndaej didngaz. Miuz sang daihgaiq 10 lizmij couh lit miuz, gomiuz doxgek 10 lizmij.

田间管理：除草，适当施肥，天旱时浇水。

Ndaem gvaq guenjleix：Cawz nyaengq, habdangq dwk bwnh, mwh mbwnrengx de rwed raemx.

采收加工：于秋季采收，割取全草，切段，晒干，即可入药。

Souyaeb gyagoeng：Seizcou souyaeb, gvej aeu daengx go, ronq duenh, dak hawq, couh ndaej guh yw.

薄荷/Gobozhoz

药用部位为全草。有疏散风热、清头目、祛风、健胃、透疹的作用。

Giz guh yw dwg daengx go. Ndaej sanq funghhwngq、cing gyaeuj da、cawz fung、ak dungx、douq cimj.

生长习性：野生在沟边、路边、山野潮湿的地方。喜湿润，适应性强，对土壤要求不严。栽种 2 年后要重新栽种。光照足、干旱可提高薄荷脑及薄荷油的含量。不宜在荫蔽的地方栽种。

Gij singqcaet didmaj：Hwnj youq rog ndoi henz mieng、henz roen、rog ndoi giz dieg cumx. haengj nyinhcumx, sizyingsing giengz, doiq dieg namh mbouj mizmaz iugouz. Ndaem 2 bi le yaek dauqcungz ndaem. Ndit ciuq aeu gaeuq、rengx goj ndaej daezsang gij hanzliengh bozhoznauj caeuq bozhozyouz de. Mbouj hab ndaem youq mwnq dieg laj raemh de.

繁殖方法：主要用根茎繁殖，也可用扦插繁殖及种子繁殖。

Gij fap sanjfat：Dingzlai aeu ganjrag daeuj ndaem, caemh ndaej cap ndaem nye caeuq doekceh ndaem.

根茎繁殖：清明前挖取地下茎，选取肥大白色根茎，截成长约 10 厘米的小段，开沟深约 5 厘米，每隔约 20 厘米放一段，覆土约 3 厘米厚，浇水。

Ganj rag ndaem：Cingmingz gaxgonq vat aeu ganj rag laj namh de, genj gij ganj rag bieg loet biz de, donj baenz mbaenq iq lo lizmij

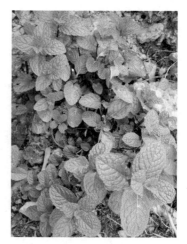

薄荷/Gobozhoz

baedauq, hai rongh daihgaiq 5 lizmij laeg, moix gek 20 lizmij cuengq mbaemq ndeu, goemq namh 3 lizmij, rwed raemx.

田间管理：除草，松土，干旱时浇水，积水时排灌施肥。植株密度小时可摘心，促新芽长出，提高产量。防治病虫害。

Ndaem gvaq guenjleix：Cawz nyaengq, soeng namh, mwh rengx de rwed raemx, mwh caengraemx baiz raemx dwk bwnh. Mwh mbang de goj ndaej mbaet nyod sim, coi hawj ngazmoq did ok, daezsang canjliengh. Fuengzceih bingh nonhaih.

采收加工：可在 6 月、7 月、10 月各采收一次，在连续晴天叶片反卷且泛蓝光时采收，因此时期的薄荷脑及薄荷油的含量高，但连续阴天时不宜采收。采收后洗净，晒干，即可入药。

Souyaeb gyagoeng：Ndaej youq 6 nyied、7 nyied、10 nyied gak sou mbat ndeu, youq mwh aen mbwn laebdaeb cingx le gij mbaw fan mbwnj lij wenj ronghlamz seiz souyaeb, aenvih mwhneix gij bozhoznauj caeuq bozhozyouz de hamzliengh sang, hoeng dangh laebdaeb mbwnfuemx couh mbouj hab souyaeb. Souyaeb le swiq seuq, dak hawq, couh ndaej guh yw.

藿香/Gozyangh

别名土藿香。药用部分为茎叶。有芳香健胃、清暑化湿的作用。

Coh'wnq dujhozyangh. Giz guh yw dwg gij ganj mbaw de. Ndaej rang hom cangq dungx、cing hwnq vaq cumx.

生长习性：野生于林缘、坡地、路旁等比较肥沃的地方。喜温暖气候。在广西均为野生，无人工栽培。

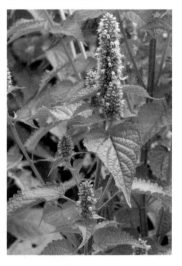

藿香/Gozyangh

Gij singqcaet didmaj：Gag hwnj youq henz ndoengfaex、dieg bo、henz roen mwnq dieg haemq biz de. Haengj dienheiq raeuj. Youq Guengjsae cungj dwg gag hwnj, mbouj miz vunz ndaem aeu.

繁殖方法：种子繁殖。先整地做畦，开沟，施足基肥，再进行条播，覆土，浇水。

Gij fap sanjfat：Doek ceh ndaem. Sien cingj dieg guh byongj, hai rongh, dwk gaeuq bwnhdaej, caiq baenz din baenz din ndaem, lumx namh, rwed raemx.

田间管理：出苗后，间去过密苗。苗高10厘米左右时，按株距10厘米左右定苗。除草，松土，浇水，适当施农家肥。虫害有地老虎、蝼蛄为害幼苗，可用90％敌百虫原药1500倍液浇穴毒杀。

Ndaem gvaq guenjleix：Did ngaz le, lit miuz nya de bae. Mwh miuz sang 10 lizmij baedauq, ciuq go gek 10 lizmij baedauq dingh miuz. Cawz nyaengq, soeng namh, rwed raemx, habdangq dwk bwnhranz. Nonhaih miz duz nonninz、duz ndungjndingq haih go miuz oiq, goj yungh 90％ dizbwzcungz yenzyw 1500 boix raemx yw rwed gumz gaj non.

采收加工：在夏季开花时，割下全株，晒干或阴干，即可入药。但鲜用效果较好。

Souyaeb gyagoeng：Youq mwh seizhah hai va de, gvej aeu baenzgo, dak hawq roxnaeuz langh rumz hawq，couh ndaej guh yw. Hoeng ndip yungh cungj haemq raenhamq.

千里光/Go'nyaenhhenj

别名九里明。药用部分为全草。有清热解毒、祛腐生肌、清肝明目的作用。

Coh'wnq giujlijmingz. Giz guh yw dwg daengx go. Ndaej cing ndat gaijdoeg、cawz naeuh maj noh、cing daep rongh da.

生长习性：生于向阳山坡、路旁、林缘。对土壤要求不严。花期4～5月。在广西均以野生为主，无人工栽培。

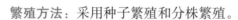

千里光/Go'nyaenhhenj

Gij singqcaet didmaj：Hwnj youq ndoibya coh ndit、henz roen、henz ndoengfaex. Doiq dieg namh mbouj mizmaz iugouz. Mwh haiva de 4～5 nyied. Youq Guengjsae cungj dwg yaeb gij gag hwnj de，mbouj miz vunz ndaem aeu.

繁殖方法：采用种子繁殖和分株繁殖。

Gij fap sanjfat：Yungh doekceh ndaem caeuq cek go ndaem.

田间管理：除草，施堆肥。

Ndaem gvaq guenjleix：Cawz nyaengq，dwk bwnh oemq.

采收加工：在夏季生长茂盛时，割取全草，洗净，晒干，即可入药。亦可鲜用。

Souyaeb gyagoeng：Youq mwh seizhah did maj mwn de，gvej aeu daengx go，swiq seuq，dak hawq，couh ndaej guh yw. Hix ndaej ndip yungh.

小蓟/Nyienghvamaeq

药用部分为全草。有凉血、止血、散瘀消肿的作用。

Giz guh yw dwg daengx go. Ndaej liengz lwed、dingz lwed、sanq cwk siu foeg.

生长习性：生于荒野、山坡、宅旁、路旁。耐旱，对土壤要求不高。花期 6～7 月。

Gij singqcaet didmaj：Hwnj youq diegfwz、ndoibya、henz ranz、henz roen. Naih rengx，doiq dieg namh mbouj mizmaz iugouz. Mwh haiva de 6～7 nyied.

繁殖方法：种子繁殖。于春季条播，覆土约 1 厘米厚，浇水。

Gij fap sanjfat：Doekceh ndaem. Seizcin ndaem nye，lumx namh daihgaiq 1 lizmij na，rwed raemx.

田间管理：注意浇水，除草。

Ndaem gvaq guenjleix：Haeujsim rwed raemx，cawzrum.

采收加工：于秋季采收，洗净，晒干，即可入药。

Souyaeb gyagoeng：Seizcou souyaeb，swiq seuq，dak hawq，couh ndaej guh yw.

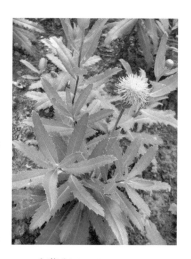

小蓟/Nyienghvamaeq

凤尾草/Goriengroeggaeq

药用部分为全草。有清热、利湿、凉血、止泻、止痢的作用。

Giz guh yw dwg daengx go. Ndaej cing ndat、leih cumx、liengz lwed、dingz siq、dingz leih.

生长习性：生于阴湿的沟边。喜温暖、潮湿环境。

Gij singqcaet didmaj：Hwnj youq henz mieng raemh dumz. Haengj seiqhenz raeuj、cumx.

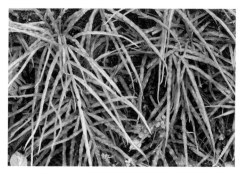

凤尾草/Goriengroeggaeq

繁殖方法：分根繁殖。在冬季或春季进行，将野生的凤尾草的根挖回，种在阴湿的地方。

Gij fap sanjfat：Faen rag ndaem. Youq seizdoeng roxnaeuz seizcin daeuj ndaem，dawz gij rag goriengroeggaeq gag hwnj de vat ma，ndaem youq giz raemh dumz.

田间管理：除草，培土。

Ndaem gvaq guenjleix：Cawz nyaengq、lumxnamh.

采收加工：全年均可采收，洗净，晒干或鲜用。

Souyaeb gyagoeng：Daengx bi cungj ndaej souyaeb daengx go，swiq seuq，dak hawq roxnaeuz ndip yungh.

白花蛇舌草/Nyarinngoux

药用部分为全草。有清热解毒、活血、利尿、抗癌、治蛇咬伤的作用。

Giz guh yw dwg daengx go. Ndaej cing ndat gaij doeg、doeng lwed、leih oknyouh、gang aiz、yw ngwz haeb sieng.

生长习性：生于水沟旁、稻田等潮湿的地方。

Gij singqcaet didmaj：Hwnj youq mwnq dieg cumx henz mieng、nazhaeux daengj.

繁殖方法：种子繁殖和分株繁殖。在广西以野生为主，很少有人工栽培。

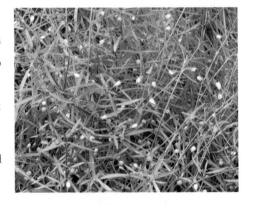

白花蛇舌草/Nyarinngoux

Gij fap sanjfat：Doekceh ndaem caeuq cek go ndaem. Youq Guengjsae gij yw neix cungj dwg yaeb ra gij gag hwnj de，gig noix miz vunz ndaem aeu.

田间管理：清除杂草，干旱时要常浇水。

Ndaem gvaq guenjleix：Cawz nyaengq，seiz mbwn rengx aeu ciengz rwed raemx.

采收加工：全年均可采收，拔取全草，洗净，晒干或鲜用。

Souyaeb caeuq gyagoeng：Daengx bi cungj ndaej souyaeb，ciemz aeu daengx go，swiq seuq，dak hawq roxnaeuz ndip yungh.

鹅不食草/Go'moeggej

药用部分为全草。有通窍、散湿、祛风、消肿的作用。可治疗过敏性鼻炎和慢性鼻炎。壮医用此药治疗 20 余种病，有发展前景。

Giz guh yw dwg daengx go. Ndaej doeng gyau、sanq cumx、cawz rumz、siu foeg. Yw go'minjsing bizyenz caeuq binghhnaiq bizyenz. Ywdoj yungh gij yw neix yw 20 lai cungj bingh，miz fazcanj baihnaj.

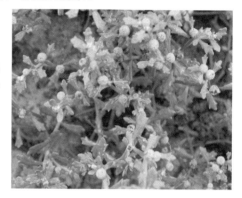

鹅不食草/Go'moeggej

生长习性：生于田野、湿润草地、洼地、肥沃的沙质壤土。花期为夏季。

Gij singqcaet didmaj：Hwnj youq gij diegsa doenghnaz、dieg nywj nyinh、dieg gumz、biz. Mwh haiva dwg seizhah.

繁殖方法：种子繁殖和分株繁殖。在广西以野生为主，很少有人工栽培。

Gij fap sanjfat：Doekceh ndaem caeuq cek go ndaem. Youq Guengjsae gij yw neix cungj dwg yaeb ra gij gag hwnj de，gig noix miz vunz ndaem aeu.

注：笔者曾先后两次从市场上买回鲜鹅不食草约 100 株进行人工栽培，但均告失败，分析原因，应该连土挖回来种植才有可能成功。用种子繁殖尚需进一步研究探索。

Cawq：Dou gaenq gonq laeng song baez daj gwnz haw cawx go'moeggej ndip de daihgaiq 100 go ma yungh vunz ndaem aeu，hoeng cungj mbouj lix saek go，naemj wnggai daiq namh vat ma ndaem cij aiq ndaej lix. Yungh ceh sanjfat lij aeu lailai yenzgiu damqcaz.

田间管理：清除杂草，松土。

Ndaem gvaq guenjleix：Cawz nyaengq，soeng namh.

采收加工：全年均可采收，洗净，晒干或鲜用。

Souyaeb gyagoeng：Daengx bi cungj ndaej souyaeb，swiq seuq，dak hawq roxnaeuz ndip yungh.

扛板归/Gangzngwd

药用部分为全草。有清热解毒、祛湿、散瘀消肿、行血、活血、止血的作用。可治蛇咬伤、慢性结肠炎、皮炎。

Giz guh yw dwg daengx go. Ndaej cing ndat gaij doeg、cawz cumx、sanq cwk siu foeg、doeng lwed、lae lwed、dingz lwed. Ndaej yw ngwz haeb sieng、gezcangzyenz binghnaiq、bizyenz.

生长习性：生于沟边、坡地、路旁，以肥沃沙质壤土为好。花期8～9月，果期10～11月。

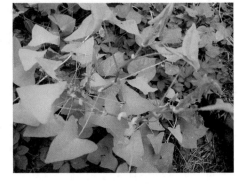

扛板归/Gangzngwd

Gij singqcaet didmaj：Hwnj youq henz mieng、dieg bo、henz roen，aeu dieg sa biz ceiq ndei. Mwh haiva 8～9 nyied，mwh dawzmak 10～11 nyied.

繁殖方法：种子繁殖。冬天将成熟的种子采集晒干，翌年春天播种在肥沃的沙地中，以开沟条播为宜。

Gij fap sanjfat：Doekceh ndaem. Seizdoeng dawz gij ceh cug ra dak hawq，youq binaj seizcin ndaem youq mwnq diegsa biz，aeu hai rongh diuz ndaem dwg hab.

田间管理：除草，施堆肥，搭棚架。

Ndaem gvaq guenjleix：Cawz nyaengq，dwk bwnh oemq，dap bungz gaq.

采收加工：于9～10月植株茂盛时割下全株，除去杂质，洗净，切段，晒干或鲜用。

Souyaeb gyagoeng：9～10 nyied mwh doenghgo mwncup le gvej aeu baenz go，cawz gij nyaq cab bae，swiq seuq，ronq duenh，dak hawq roxnaeuz ndip yungh.

注：笔者有大量栽培此药的经验。曾从外地采回十几粒种子，种后第二、第三年自动生长，不用每年人工栽培，长势良好。

Cawq：Dou miz gij gingniemh daih ndaem gij yw neix de. Gaenq daj diegrog ra ma cibgeij naed ceh，ndaem le bi daihngeih、daihsam gag ndaej did maj，mbouj yungh bibi aeu vunz ndaem aeu，didmaj ndaej ndei.

灵香草/Nyahom

药用部分为全草。有散风寒、避瘟疫的作用。可做香料。

Giz guh yw dwg daengx go. Ndaej sanq funghanz、fuengz binghraq，ndaej guh liuhhom.

生长习性：宜在阴凉、肥沃、疏松、富含腐殖质、排水良好的黏土中栽培，最好在山沟半阴半阳的地方。宜在广西那坡县、凌云县、乐业县、田林县等山区栽种，广西百色市天气较炎热，栽培不成功。

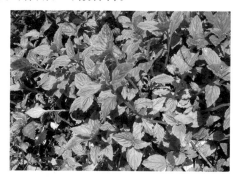

灵香草/Nyahom

Gij singqcaet didmaj：Hab youq dieg namhniu raemh liengz、biz、mboeng、hamzmiz doenghgaiq nduknaeuh lai、baiz raemx ndei de daeuj ndaem，ceiq ndei youq mwnq dieg cauzlueg buenq raemh buenq ndit. Guengjsae Nazboh Yen、Lingzyinz Yen、Lozyez Yen、Denzlinz Yen daengj dieg bya hab ndaem，youq Guengjsae Bwzswz Si dienheiq hwngq lai，ndaem mbouj lix.

繁殖方法：扦插繁殖。2～3月，在林下挖深20～25厘米的沟；6～7月，选壮枝条做扦插材，剪成约15厘米长带1～2片叶的小段，以行距约3厘米、株距约3厘米埋入土中，使叶片留在土面，常浇水。

Gij fap sanjfat：Cap ndaem nye. 2～3 nyied，youq laj ndoengfaex vat gij mieng laeg 20～25 lizmij；6～7 nyied，senj diuz nye cangq guh caiz cap nye，daet baenz duenh iq daiq 1～2 gep mbaw daihgaiq 15 lizmij raez，ciuq coij gek daihgaiq 3 lizmij，go gek daihgaiq 3 lizmij haem haeuj ndaw namh，hawj gep mbaw louz youq naj namh，ciengz rwed raemx.

田间管理：及时除草，松土，施农家肥，防治病虫害。

Ndaem gvaq guenjleix：Gibseiz cawz nyaengq、soeng namh，dwk bwnhranz、fuengzceih bingh nonhaih.

采收加工：栽后第二年秋冬之间，将植株连根拔起，洗净，阴干，密封，保持其香味。

Souyaeb gyagoeng：Ndaem le bi daihngeih cou doeng gyangde, dawz doenghgo cungj ciemz hwnjdaeuj, swiq seuq, raemh hawq, fungred, baujciz gij feih hom de.

注：在 20 世纪 80～90 年代，曾兴起一股大种灵香草的高潮，并出口国外。此品种适当发展还是有前景的。

Cawq：Youq 20 sigij 80～90 nienzdaih, gaenq miz mbat daih hwng ndaem nyahom ndeu, nyahom gai daengz guekrog. Cungj ywdoj neix roxdingh daeuj ndaem lijdwg miz hawciengz.

鸡骨草/Gogukgaeq

药用部分为全草。有清热利湿、舒肝止痛的作用。

Giz guh yw dwg daengx go. Ndaej cing ndat leih cumx、soeng daep dingz in.

生长习性：常生长于荒野村边、林边、灌木丛中。喜阳光和干旱的环境。花期为夏天，果期为秋冬。

Gij singqcaet didmaj：Ciengz hwnj youq diegfwz henz mbanj、henz ndoengfaex、ndaw caz faexcaz. Haengj

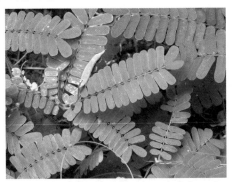

鸡骨草/Gogukgaeq

ndit caeuq hawq rengx. Mwh haiva de dwg seizhah, mwh dawzmak de dwg seiz cou seizdoeng.

繁殖方法：种子繁殖。宜选肥沃沙质壤土栽培。于清明前后，整地，做畦，开沟，行距约 50 厘米，将种子均匀播入沟内，覆土约 3 厘米厚，浇水。

Gij fap sanjfat：Doekceh ndaem. Hab senj dieg sa biz ndaem. Youq cingmingz gonqlaeng, cingj dieg, guh byongj, hai rongh, coij gek daihgaiq 50 lizmij, dawz ceh yinz doek haeuj ndaw rongh, lumx namh daihgaiq 3 lizmij na, rwed raemx.

田间管理：除草，适当施农家肥。

Ndaem gvaq guenjleix：Cawz nyaengq, habdangq dwk bwnhranz.

采收加工：于冬季将植株连根拔出，洗净，切段，晒干，即可上市出售。

Souyaeb gyagoeng：Seizdoeng lienz rag ciemz okdaeuj, swiq seuq, ronq duenh, dak hawq, couh ndaej gai lo.

注：在广西玉林市大量栽培获得成功，产量很高。笔者曾带回种子，在广西百色市栽种则失败。

Cawq：Youq Guengjsae Yilinz Si dauqcawq ndaem ndaej baenz, canjliengh gig sang. Dou gaenq daiq ceh ma, ndaem youq Guengjsae Bwzswz Si cix ndaem mbouj baenz.

透骨草/Byaeknu

别名连钱草、透骨消。药用部分为全草。有解热、镇咳、活血、消肿、止痛的作用。

Coh'wnq lenzcenzcauj、douguzsiuh. Giz guh yw dwg daengx go. Ndaej gaij ndat、dingz ae、doeng lwed、siu foeg、dingz in.

生长习性：生于山野路旁、沟边。喜温暖、湿润环境。忌干旱，宜在肥沃、富含腐殖质的壤土中生长。花期6～7月。

Gij singqcaet didmaj：Hwnj youq rog ndoi henz roen、henz mieng. Haengj seiqhenz raeuj、nyinh, geih hawq rengx, hab youq dig namh biz、hamzmiz doenghgaiq nduknaeuh lai de didmaj. Mwh haiva de 6～7 nyied.

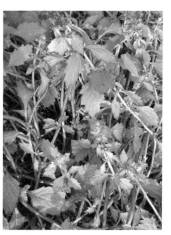

透骨草/Byaeknu

繁殖方法：分株繁殖。将长条透骨草剪下，以3节为一段，2节埋入土内，留1节在土外，10天左右即可长出新芽。

Gij fap sanjfat：Cek go ndaem. Dawz diuz raez byaeknu daet roengzdaeuj, aeu 3 hoh guh duenh ndeu, 2 hoh haem haeuj ndaw namh, louz hoh ndeu youq rog namh, 10 ngoenz baedauq maj ok ngaz moq.

田间管理：注意常浇水，除草，适当施农家肥。

Ndaem gvaq guenjleix：Haeujsim ciengz rwed raemx，cawz nyaengq，habdangq dwk bwnhranz.

采收加工：全年均可采收，洗净，晒干，即可入药。亦可鲜用。

Souyaeb gyagoeng：Daengx bi cungj ndaej souyaeb，swiq seuq，dak hawq，couh ndaej guh yw. Hix ndaej ndip yungh.

地胆头/Didanjdouz

别名苦地胆、草鞋根。药用部分为全草。有清凉散热、利水消肿的作用。

Coh'wnq gujdidanj、raghaizcauj. Giz guh yw dwg daengx go. Ndaej cing liengz sanq ndat、leih raemx siu foeg.

生长习性：生于山坡、路边和草地。对环境要求不严。

Gij singqcaet didmaj：Hwnj youq gwnzndoi、henz roen caeuq dieg nywj. Doiq seiqhenz vanzging mbouj mizmaz iugouz.

繁殖方法：种子繁殖。先整好地，春、夏、秋季均可播种。

Gij fap sanjfat：Doekceh ndaem. Cingj dieg ndei gonq，youq seizcin、seizhah、seizcou sam geiq cungj ndaej doekceh.

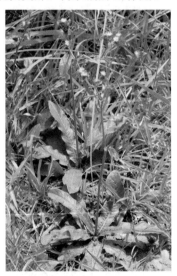

地胆头/Didanjdouz

田间管理：注意除草，浇水。

Ndaem gvaq guenjleix：Haeujsim cawz nyaengq，rwed raemx.

采收加工：全年均可采集，洗净，晒干，即可入药。

Souyaeb gyagoeng：Daengx bi cungj ndaej ra daengx go，swiq seuq，dak hawq，couh ndaej guh yw.

肾茶/Gomumhmeuz

别名猫须草。药用部分为茎叶。有利尿的作用。

Coh'wnq mauhsihcauj. Giz guh yw dwg ganj mbaw. Ndaej leih oknyouh.

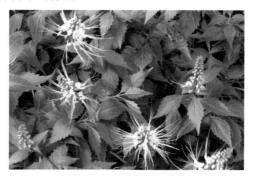

肾茶/Gomumhmeuz

生长习性：喜温暖、湿润的环境，宜在排水良好、肥沃的沙质壤土、腐殖质壤土中生长。

Gij singqcaet didmaj：Haengj gij seiqhenz raeuj、nyinh，hab youq ndaw baiz raemx ndei、dieg sa biz、namh nduknaeuh maj.

繁殖方法：扦插繁殖。一年四季均可种植。整地，开沟，插条约15厘米长，行距约15厘米，株距约15厘米，插后覆土、浇水。

Gij fap sanjfat：Cap ndaem nye. It bi seiqgeiq cungj ndaej ndaem. Cingj dieg，hai rongh，diuz cap daihgaiq 15 lizmij raez，coij gek daihgaiq 15 lizmij，go gek daihgaiq 15 lizmij，cap le lumx namh、rwed raemx.

田间管理：扦插后常浇水，约1个月后出芽。保持土壤湿润，除草，适当施农家肥。

Ndaem gvaq guenjleix：Cap le ciengzseiz rwed raemx，daihgaiq ndwen ndeu le ok ngaz. Dingj hawj gij namh nyinhcumx，cawz nyaengq，habdangq dwk bwnhranz.

采收加工：在生长茂盛期均可采收，洗净，切段，晒干，即可入药。

Souyaeb gyagoeng：Daengx bi youq mwh mwn de cungj ndaej souyaeb，swiq seuq，ronq duenh，dak hawq，couh ndaej guh yw.

金钱草/Godoengzcienz

药用部分为全草。有解热利尿的作用。

Giz guh yw dwg daengx go. Ndaej gaij ndat ndei oknyouh.

生长习性：喜温暖、湿润的环境，宜在稍阴、肥沃的土壤中生长。

Gij singqcaet didmaj：Haengj gij seiqhenz raeuj、nyinh, hab youq ndaw namh loq raemh、biz maj.

繁殖方法：根茎繁殖、扦插繁殖。

Gij fap sanjfat：Ganjrag ndaem、cap ndaem nye.

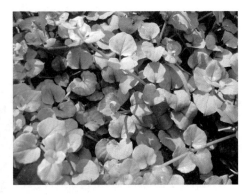

金钱草/Godoengzcienz

根茎繁殖：于春季将带芽的根茎挖出分开，按行距约 30 厘米、株距约 30 厘米挖穴栽植，覆土约 1 厘米厚，栽后浇水。

Ganjrag ndaem：Youq seizcin dawz gij ganjrag daiq ngaz vat ok faenhai, ciuq coij gek daihgaiq 30 lizmij、go gek daihgaiq 30 lizmij vat gumz ndaem, lumx namh daihgaiq 1 lizmij na, ndaem le rwed raemx.

扦插繁殖：7～8 月的雨季进行。

Cap nye ndaem：Youq 7～8 nyied seizfwn guh.

田间管理：栽后浇水，注意除草、培土、施农家肥。

Ndaem gvaq guenjleix：Ndaem le rwed raemx, haeujsim cawz nyaengq、lumxnamh, dwk bwnhranz.

采收加工：于 7～9 月生长茂盛期收割地上部分，洗净，晒干，即可上市出售。

Souyaeb gyagoeng：Youq 7～9 nyied mwh mwn sougvej dingz gwnz namhde, swiq seuq、dak hawq, couh ndaej gai lo.

雷公根/Byaeknok

别名崩大碗、马蹄草。药用部分为全草。有解热、解暑、解毒、利尿的作用。亦可当蔬菜煮汤食用。

Coh'wnq bunghdavanj、majdizcauj. Giz guh yw dwg daengx go. Ndaej gaij ndat、gaij sawq、gaij doeg、leih oknyouh. Hix ndaej dang byaekheu cawj dang gwn.

生长习性：生于旷野、路旁、沟边阴湿处。喜阳光和较湿润的环境。花期6～7月。

Gij singqcaet didmaj：Hwnj youq rog ndoi、henz roen、giz henz mieng raemh dumz. Haengj gij seiqhenz ndit caeuq haemq nyinh. Mwh haiva de 6～7 nyied.

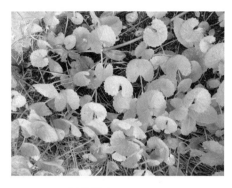

雷公根/Byaeknok

繁殖方法：种子繁殖和分株繁殖。

Gij fap sanjfat：Doekceh ndaem caeuq cek go ndaem.

种子繁殖：于春、秋季条播，种后浇水。

Doekceh ndaem：Youq seizcin、seizcou ndaem nye，doek le rwed raemx.

分株繁殖：宜在早春进行。

Cek go ndaem：Hab youq haicin guh.

田间管理：勤除杂草，施农家肥。

Ndaem gvaq guenjleix：Gaenx cawz nyaengq，dwk bwnhranz.

采收加工：于夏季采收，洗净，晒干或鲜用。

Souyaeb gyagoeng：Seizhah souyaeb，swiq seuq，dak hawq roxnaeuz ndip yungh.

注：此药煮汤或煮红糖水当凉茶喝，有消暑的作用。

Cawq：Gij yw neix cawj dang gwn roxnaeuz cawj raemx hoengzdangz dang liengzcaz gwn，ndaej siu ndat.

鸭跖草/Byaekmbin

别名竹节菜。药用部分为全草。有强心利尿、清热解毒的作用。

Coh'wnq cuzcezcai. Giz guh yw dwg daengx go. Ndaej giengz sim ndei oknyouh、cing ndat gaij doeg.

生长习性：生于荒地、田边、沟边、村前屋后。喜温暖、湿润的环境，耐寒。放到哪里都可以生长，生命力很强。

Gij singqcaet didmaj：Hwnj youq diegfwz、henz naz、henz mieng、

dangqnaj mbanj baihlaeng ranz. Haengj raeuj、
nyinh，naih nit. Cuengq youq gizlawz cungj ndaej
did maj，lanh seng.

繁殖方法：扦插繁殖。插到哪里就生到哪里，
不易干死。

Gij fap sanjfat：Nye cap ndaem. Cap daengz
gizlawz couh maj daengz gizlawz，mbouj
yungzheih dai.

田间管理：一般不用管理。其生长速度比任
何草都快，发育快。

Ndaem gvaq guenjleix：Itbuen mbouj yungh
guenjleix. Gij suzdu maj de beij sojmiz nywj cungj
vaiq，fazcanj vaiq.

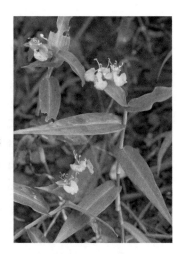

鸭跖草/Byaekmbin

采收加工：于夏季采收，洗净，切段，晒干，即可入药。

Souyaeb gyagoeng：Seizhah souyaeb，seiq seuq，ronq duenh，dak hawq，
couh ndaej guh yw.

三七/Samcaet

别名田七、参七、山漆、金不换等。主要产于云南、广西、四川、贵州等
地。药用部分为干燥根和根茎。有散瘀止血、消肿
定痛的作用。

Coh'wnq hingsamcaet、camcaet、sancaet、
maengzbaegmbouj daengj. Cujyau canj youq
Yinznanz、Guengjsae、Swconh、Gveicouh daengj
dieg. Giz guh yw dwg rag caeuq ganjrag hawqsauj.
Ndaej sanq cwk dingz lwed、siu foeg dingh in.

多年生草本植物，株高60厘米左右。主根肉
质，短圆柱形，外皮棕黄色。茎直立，光滑无毛。
叶片有长柄，3～4片轮生于茎顶，呈椭圆形或长圆
状倒卵形。伞形花序，黄绿色，从茎顶中央抽出，

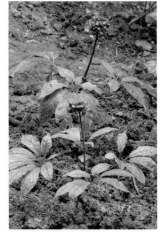

三七/Samcaet

长 20～30 厘米。果实近肾形，成熟时呈红色。种子扁球形。

Vujgyah goh doengh go caujbwnj maj lai bi de，go sang 60 lizmij baedauq. Ragdaeuz fatnoh，luenz saeu dinj，naeng rog saek daephenj. Ganj daengjsoh，lwenq mbouj miz bwn. Gep mbaw miz gaenq raez，3～4 gep dok lwnz did youq dingj ganj，lumj luenzbomj roxnaeuz luenzraez gyaeq dauqdingq. Vasi yiengh liengj，saek henj heu，daj cungqgyang dingj ganj yot ok，raez 20～30 lizmij. Aenmak de loq lumj yiengh mak bouxvunz，cingzsug le saek hoengz. Gij ceh lumj giuzmbej.

生长习性：属喜阴植物，一般人工栽培都要搭建遮阴棚，生长适宜温度为 18～25 ℃。对土壤要求不严，适应范围广，但以土质疏松、排水良好的沙质壤土为好。花期 6～8 月，果期 8～10 月。

Gij singqcaet didmaj：Gvi doenghgo haengj raemh de，itbuen yungh vunz ma ndaem cungj yaek dap bungz gang ndit，didmaj dohraeuj dwg 18～25 ℃. Doiq dieg namh mbouj mizmaz iugouz，hab'wngq gvaeglaeg gvangq，hoeng youq gij dig sa mboeng、baiz raemx ndei de ceiq ndei. Mwh haiva 6～8 nyied，mwh dawzmak 8～10 nyied.

繁殖方法：种子繁殖。整地施基肥，做畦宽 1.2～1.5 米、高 30～40 厘米，畦间距 50～150 厘米，畦面呈瓦背形。于 10～11 月采选 3～4 年生所结饱满、无病虫害、成熟变红果实的种子，随采随播。行距约 6 厘米，株距约 5 厘米，点播，覆土，畦面上加一层稻草等物覆盖。苗期如覆盖银灰色地膜，可保水，节肥，增产。育苗一年后，在 12 月至翌年 1 月移栽。边起苗、选苗，边移栽。移栽行距约 15 厘米，株距约 15 厘米。

Gij fap sanjfat：Doekceh ndaem. Cingj dieg dwk bwnhdaej，guh byongj gvangq 1.2～1.5 mij，sang 30～40 lizmij，byongj gek 50～150 lizmij，mienh byongj lumj laeng vax. 10～11 nyied，genj yaeb gij ceh mak doenghgo maj ndaej 3～4 bi cix fag、cix mbouj miz bingh nonhaih、cingzcug bienq hoengz de，doq yaeb doq doek. Coij gek daihgaiq 6 lizmij，go gek daihgaiq 5 lizmij，diemj doek，lumx namh，gwnz byongj goemj caengz nyangj ndeu daengj. Mwh miuz oiq de danghnaeuz cwgoemq caengz dimoz mong ndeu，ndaej bauj raemx，noix bwnh，dem canj. Ganq miuz bi ndeu le，youq 12 nyied daengz binaj 1 nyied cek ndaem. Itmienh ciemz、itmienh genj，itmienh senj ndaem. Senj ndaem coij gek daihgaiq 15 lizmij, go gek daihgaiq 15 lizmij.

田间管理：苗期旱时浇水，雨后排灌，定期除草培土。人工栽培三七需搭棚遮阴，棚高 1.5～1.8 米，棚四周搭设边棚。按"春稀、夏密、秋稀"的原则，调节天棚透光度。3月、5月、7月均施磷钾肥，追肥宜多次少量。为使养分集中供应地下根部生长，于7月摘掉全部花薹。及时防治病虫害。

Ndaem gvaq guenjleix：Mwh miuz oiq de rengx seiz rwed raemx, fwn le baizraemx, dingh seiz cawz nyaengq lumxnamh. Yungh vunz dauj ndaem samcaet yaek dap bungz gang raemh, aenbungz sang 1.5～1.8 mij, bungz seiqhenz yaek dap bien bungz. Ciuq gij yenzcwz "cin mbang、hah na、cou mbang" daeuj diuz dienbungz raen ndit lainoix. 3 nyied、5 nyied、7 nyied cungj dwk linzgyazfeiz, viq bwnh hab lai baez liengh noix. Vih hawj yangjfwn gyonjcomz gunghawj gij rag laj namh didmaj, youq 7 nyied cungj mbaetmbak gij vadaiz liux. Gibseiz fuengzceih bingh nonhaih.

采收加工：一般种植3年以上即可采收，在7～8月开花前采收的称"春七"，质量较好。7月摘花薹，到10月采收的称"秋七"，质量更好。12月至翌年1月结籽成熟采种后收获的质量较差，称"冬七"。收获前1周，在离地10厘米处剪去茎秆，挖出全根。洗净，剪去芦头、支根和须根，余部称"头子"。将"头子"暴晒，揉搓使其紧实，即为"毛货"。如遇阴雨，可在50 ℃以下烘干。将"毛货"置麻袋中加粗糠或稻谷往复冲撞，使外表呈棕黑色光泽即为成品。也可待块根稍软时，将其放入铁筒或木箱中回转摩擦，使表皮光滑发亮，即成商品。

Souyaeb gyagoeng：Itbuen ndaem 3 bi doxhwnj couh ndaej souyaeb, youq 7～8 nyied haiva gaxgonq sou ne heuh "cin caet", caetliengh haemq ndei. 7 nyied mbaet vadaiz, daengz 10 nyied sou vat heuh "cou caet", caetliengh engq ndei. 12 nyied daengz binaj 1 nyied gietceh cingzsug aeu gij ceh le cij sou caetliengh haemq yaez, heuh "doeng caet". Sou caet ngoenz gaxgonq, youq giz liz dieg 10 lizmij daet gij ganj bae, vat daengx rag okdaeuj. Swiq seuq, daet gyaeujloz、ragcei caeuq ragmumh, lw roengz daeuj heuh "douzswj". Dawz "douzswj" dak ndit, nu naenj, hawj de gaenjsaed, couh baenz "liuh langj". Dangh bungz raemh fwn, goj youq 50 ℃ doxroengz ringhawq. Dawz "liuh langj" cuengq ndaw daehmaz gya reb roxnaeuz haeuxgok gyoeggyoeg gyauxgyau, hawj baihrog gij saek daepndaem rongh lwenq couh guh baenz sanghbinj lo. Hix ndaej deq gij ragsawz loq unq le, dawz de cuengq roengz ndaw doengz diet roxnaeuz ndaw loengx faex bae fongzbae fongzdauq, hawj gij naeng de doxngod dwk lwenq rongh bae, couh baenz sanghbinj lo.

葫芦茶/Cazbou

药用部分为全草。有清热解暑、利水消滞的作用。

Giz guh yw dwg daengx go. Ndaej cing ndat gaij ndat、leih raemx siu cwk.

生长习性：生于山下、路边、丘陵、坡地草丛中。喜阳光。

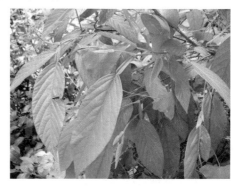

葫芦茶/Cazbou

Gij singqcaet didmaj：Hwnj youq laj bya、henzroen、ndoilueng、ndaw byozrum dieg bo. Haengj ndit.

繁殖方法：种子繁殖。于清明播种。

Gij fap sanjfat：Doekceh ndaem. Youq cingmingz doek ndaem.

田间管理：除草，培土。

Ndaem gvaq guenjleix：Cawz nyaengq、lumx namh.

采收加工：夏、秋季采收，洗净，切段，晒干，即可入药。亦可鲜用。

Souyaeb gyagoeng：Seizhah、seizcou yaeb ganj mbaw, swiq seuq, ronq duenh, dak hawq, couh ndaej guh yw. Hix ndaej ndip yungh.

酢浆草/Gosoemjmeiq

药用部分为全草。有清热解毒、消肿散瘀的作用。

Giz guh yw dwg daengx go. Ndaej cing ndat gaij doeg、siu foeg sanq cwk.

生长习性：喜阴湿环境，不耐寒，宜在潮湿、肥沃、富含腐殖质的沙质壤土中栽培。

Gij singqcaet didmaj：Haengj seiqhenz raemh cumx, mbouj naih nit, hab youq ndaw dieg sa cumx、biz、hamz miz doenghgaiq nduknaeuh lai de daeuj ndaem.

繁殖方法：种子繁殖和分株繁殖。分株繁殖于春天进行，行距约 15 厘米，株距约 15 厘米，栽培后浇水。

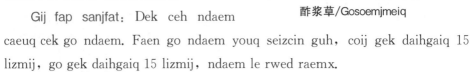

酢浆草/Gosoemjmeiq

Gij fap sanjfat：Dek ceh ndaem caeuq cek go ndaem. Faen go ndaem youq seizcin guh, coij gek daihgaiq 15 lizmij, go gek daihgaiq 15 lizmij, ndaem le rwed raemx.

此药以采用野生资源为主，很少有人工栽培。笔者在花盆栽种有少量供教学用。

Gij yw neix aeu yaebyungh swhyenz cwx guh goek, gig noix miz vunz ndaem aeu, dou youq ndaw batva ndaem siujliengh daeuj guh sonhag yungh.

田间管理：除草，浇水。

Ndaem gvaq guenjleix：Cawz nyaengq, rwed raemx.

采收加工：全年均可采收，洗净，晒干或鲜用。

Souyaeb gyagoeng：Daengx bi cungj ndaej yaeb yungh, swiq seuq, dak hawq roxnaeuz ndip yungh.

萹蓄/Liuzhaeux

药用部分为全草。有利尿止泻的作用，主治黄疸、尿路感染。

Giz guh yw dwg daengx go. Ndaej ndei oknyouh dingz siq, cawj yw vangzdanj、roen nyouh gamjyiemj.

生长习性：生于路旁、草地、沟边、田野。对环境要求不严。花期5～6月。

Gij singqcaet didmaj：Hwnj youq henz roen、diegnywj、henz mieng、doenghnaz. Doiq seiqhenz vanzging mbouj mizmaz iugouz, Mwh haiva de 5～6 nyied.

繁殖方法：以分根繁殖为最好，亦可用种子繁殖和扦插繁殖。此植物生命力很强，丢到哪里均可生长，甚至晒1～2天后再丢在地上还能生长。

Gij fap sanjfat：Aeu faen rag ndaem ceiq ndei, hix ndaej yungh doekceh ndaem caeuq cap ndaem nye.

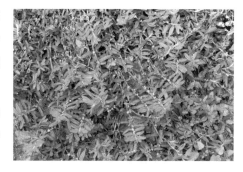

萹蓄/Liuzhaeux

Doenghgo neix sengminghlig gig ak, gveng daengz gizlawz cungj did maj, couhlienz dak 1～2 ngoenz le gveng youq gwnz namh lij ndaej maj.

田间管理：除去杂草即可。

Ndaem gvaq guenjleix：Cawz nyaengq bae couh ndaej.

采收加工：全年均可采收，洗净，切段，晒干，即可入药。

Souyaeb gyagoeng：Daengx go daengx bi cungj ndaej souyaeb, swiq seuq, ronq duenh, dak hawq, couh ndaej guh yw.

三白草/Nyasambak

别名塘边藕。药用部分为全草。有清湿热、利尿的作用。

Coh'wnq ngaeux henzdaemz. Giz guh yw dwg daengx go. Ndaej cing cumx ndat、leih oknyouh.

生长习性：常生于村边、沟边等阴湿处。喜湿，耐阴。花期6～8月。

Gij singqcaet didmaj：Ciengzseiz hwnj youq henz mbanj、henz mieng daengj giz raemh dumz. Haengj dumz, naih raemh. Mwh haiva de 6～8 nyied.

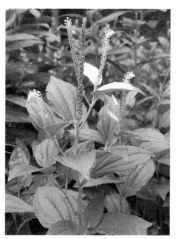

三白草/Nyasambak

繁殖方法：分株繁殖，全年可进行。选阴湿肥沃之处挖穴栽种，边挖边种。

Gij fap sanjfat：Cek go ndaem, daengx bi

ndaej cuizseiz guh. Senj giz raemh dumz biz vat gumz ndaem，bien vat bien ndaem.

田间管理：除草，浇水。

Ndaem gvaq guenjleix：Cawz nyaengq, rwed raemx.

采收加工：全年均可采收，洗净，切段，晒干，即可入药。亦可鲜用。

Souyaeb gyagoeng：Daengx bi cungj ndaej souyaeb, swiq seuq, ronq duenh, dak hawq, couh ndaej guh yw. Hix ndaej ndip yungh.

大风艾/Godaizfung

药用部分为茎叶。有祛风、消肿、活血、散瘀的作用。

Giz guh yw dwg gij ganj mbaw de. Ndaej cawz fung、siu gawh、hawj lweddoeng、sanq lweddai.

生长习性：对环境要求不严，能耐干旱和瘠薄，在路边、山脚、沟边、荒地都能生长。

Gij singqcaet didmaj：Doiq vanzging mbouj daiq mizmaz iugou, souh ndaej rengx souh ndaej byom,

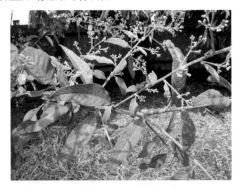

大风艾/Godaizfung

youq henzroen、din bya、henz mieng、dieg fwz cungj ndaej didmaj.

繁殖方法：种子繁殖。因为种子极轻，风吹到哪里就生长到哪里，不用人工栽培，亦无人栽培。

Gij fap sanjfat：Gij ceh daeuj sanjfat. Aenvih gij ceh gig mbaeu, rumz ci daengz gizlawz couh didmaj giz de, mbouj yungh vunz ndaem aeu, cix mbouj miz vunz ndaem aeu.

田间管理：清除杂草、杂树，不需施肥，不需浇水。

Ndaem gvaq guenjleix：Cawz nyaengq, cawz faexcab, mbouj yungh dwkbwnh, mbouj yungh rwed raemx.

采收加工：在夏、秋季采收比较好，可鲜用；亦可直接运到加工厂，通过蒸馏提取冰片。

Souyaeb gyagoeng：Mwh seizhah、seizcou souyaeb haemq ndei，ndaej ndip yungh；caemh goj cigsoh daeh daengz gyagoengcangj，naengj aeu guh ceh ywnaed.

龙脷叶/Mbawlinxlungz

药用部分为叶。有止咳的作用。

Giz guh yw dwg gij mbaw de. Ndaej dingz ae.

生长习性：喜温暖、湿润的环境，宜在肥沃的沙质壤土中种植。

Gij singqcaet didmaj：Haengj gij vanzging raeuj de、nyinhcumx de，hab youq mwnq dieg sa biz de daeuj ndaem.

繁殖方法：扦插繁殖。四季均可，但以春、夏两季为宜。挖取地下根茎长约 3 厘米、具 3～4 个幼芽的段为插条，开沟，斜放，覆土压紧，浇水，保持土壤湿润。

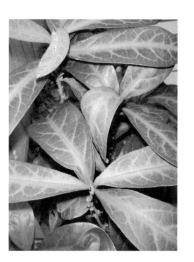

龙脷叶/Mbawlinxlungz

Gij fap sanjfat：Cap nye ndaem. Itbi seiqgeiq cungj ndaej，hoeng seizcin、seizhah song geiq neix ceiq ndei. Vat aeu duenh ganjrag lajnamh daihgaiq 3 lizmij raez、daiqmiz 3～4 ngaz de guh capdiuz，hairongh，ngeng fuengq lumx namh naenx net，rwedraemx，dingj hawj gij namh nyinhcumx.

田间管理：注意浇水，成活后除草，施农家肥。

Ndaem gvaq guenjleix：Haeujsim rwed raemx，ndaej lix le cawz nyaengq，dwk bwnhranz.

采收加工：栽后第二年生长旺盛期采叶，洗净，晒干，即可入药。亦可鲜用。

Souyaeb gyagoeng：Ndaem le bi daihngeih mwh did vuengh de yaeb aeu gij mbaw de，swiq seuq，dak hawq，couh ndaej guh yw. Caemh ndaej ndip yungh.

臭茉莉/Gobidhaeu

药用部分为叶、根。有祛风活血、消肿、降压的作用。

Giz guh yw dwg gij mbaw、gij rag de. Ndaej cawz fung、hawj lwedbyaij、siu gawh、hawj hezyaz gyangqdaemq.

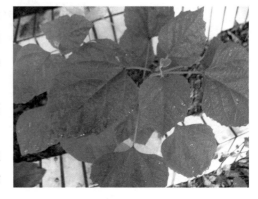

臭茉莉/Gobidhaeu

生长习性：生于旷野。喜阳光充足的环境。

Gij singqcaet didmaj：Did youq rogdoengh. Haengj gij vanzging dawzndit de.

繁殖方法：扦插繁殖。于 2～3 月进行，将健壮枝条剪成长约 15 厘米的段，扦插于开好的沟内，覆土，浇水。

Gij fap sanjfat：Cap nye ndaem. Youq 2～3 daeuj cap, aeu doenghnye noengq de donj baenz mbaenq raez daihgaiq 15 lizmij, cap roengz ndawrongh hai ndei de, lumx namh、rwed raemx.

田间管理：扦插后常浇水，生长后除草，培土。

Ndaem gvaq guenjleix：Cap nye le ciengzseiz rwed raemx, didmaj le cawz nyaengq、lumx namh.

采收加工：全年均可采收，洗净，切段，晒干，即可入药。

Souyaeb gyagoeng：Daengx go baenz bi cungj ndaej souyaeb, swiq seuq, cab duenh, dak hawq, couh ndaej guh yw.

刺五加/Gonguxgyah

别名五加皮。药用部分为根皮。有散风湿、强筋骨的作用。

Coh'wnq naengnguxgyah. Giz guh yw dwg gij naengrag de. Ndaej sanq funghaeiq giengz ndokndang.

生长习性：野生于山坡、丘陵、河边、园边、原野等较潮湿的地方。喜阳光，耐荫蔽。花期 5～7 月，果期 6～9 月。

Gij singqcaet didmaj：Gag hwnj youq dieg bo、dieg ndoi、henzdah、henzsuen、doenghfwz doenghmwnq haemq cumx de. Haengj ndit，souh ndaej raemh. Mwh haiva 5～7 nyied，mwh dawzmak 6～9 nyied.

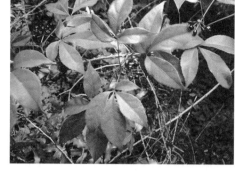

刺五加/Gonguxgyah

繁殖方法：种子繁殖和扦插繁殖。

Gij fap sanjfat：Gij ceh sanjfat caeuq cap nye sanjfat.

种子繁殖：于清明时节整地，开沟，将种子顺沟均匀撒入，覆土约 3 厘米厚，浇水。

Doek ceh ndaem：Youq ciet cingmingz cingj dieg，hai rongh，aeu gij ceh ciz rongh vanq yinz，lumx namh daihgaiq 3 lizmij na，rwed raemx.

扦插繁殖：于 7～8 月进行，截取健壮枝条长约 15 厘米，直接挖沟插入沟内，覆土，浇水。

Cap nye ndaem：Youq 7～8 nyied daeuj cap，daet aeu doenghnye noengq de daihgaiq 15 lizmij raez，cigsoh hai rongh dwk cap，lumx namh，rwed raemx.

田间管理：插枝后要常浇水，生长后除杂草、培土即可。

Ndaem gvaq guenjleix：Cap nye le aeu ciengzseiz rwedraemx，didmaj le cawz nyaengq、lumx namh couh ndaej.

采收加工：栽后第五年秋天，挖取根部，刮皮，抽去木心，晒干，即可入药。

Souyaeb gyagoeng：Ndaem le bi daihhaj seizcou，vat aeu gij goek de，bok naeng，yot gij simfacx deuz，dak hawq，couh ndaej guh yw.

杜仲/Goducung

药用部分为树皮。有补肝肾、壮筋骨和降血压的作用。

Giz guh yw dwg gij naengfaex de. Ndaej bouj daep mak、giengz ndokndang caeuq hawj hezyaz gyangqdaemq.

生长习性：野生于高山地区。耐严寒，对土壤要求不严，但以土层厚、肥沃疏松的壤土生长最好。花期5～6月，果期10～11月，种子成熟期11～12月。

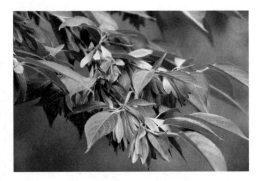

杜仲/Goducung

Gij singqcaet didmaj：Gag hwnj youq gizdieg byasang. Souh ndaej nit，doiq mwnq diegnamh mbouj daiq mizmaz iugouz，hoeng ndaej cungj diegnamh caengznamh na、mboeng biz de ceiq baenz. Mwh haiva 5～6 nyied，mwh dawz mak 10～11 nyied，gij ceh cingzsug youq 11～12 nyied.

繁殖方法：种子繁殖。初春将种子用冷水泡3天后取出，与沙土混合埋藏，约20天后刚刚萌芽时，立即播种于畦面，种子相距约3厘米，覆细土，浇水。到第二年春，移栽到大田，行距约2米，株距约1.2米，每株放足基肥，覆土，踏实，浇水。

Gij fap sanjfat：Aeu gij ceh sanjfat. Mwh ngamq haeuj cin aeu gij ceh yungh raemxcaep bauq 3 ngoenz le dawz daeuj doxgyaux haem cuengq，daihgaiq 20 ngoenz le ngamqngamq didngaz seiz，sikhaek doekceh gwnz byongj，gij ceh doxliz 3 lizmij，lumx namhmienz，rwed raemx. Daengz bi daihngeih seizcin，senj ndaem daengz nazhung，coij gek 2 mij，go gek daihgaiq 1.2 mij，moix go cuengq gaeuq bwnhdaej，lumx namh，caij net，rwed raemx.

田间管理：除杂草，培土。

Ndaem gvaq guenjleix：Cawz nyaengq，lumx namh.

采收加工：栽种10年后，于春天剥取树皮，切片，晒干，即可入药。

Souyaeb gyagoeng：Ndaem 10 bi le，youq seizcin bok aeu gij naengfaex de，cab baenz benq，dak hawq，couh ndaej guh yw.

鸭脚木/Godinbit

药用部分为皮、叶。有清凉解毒、发汗解表、祛风除湿的作用。

Giz guh yw dwg gij naeng、gij mbaw de. Ndaej cing liengz gaij doeg、ok hanh gaij biuj、cawz fung cawz cumx.

生长习性：生于山坡、山顶或混生于灌木林中。对土壤要求不严。

Gij singqcaet didmaj：Hwnj youq diegbo、dingjbya caeuq gyaux hwnj youq ndaw faexcaz. Doiq dieg namh mbouj mizmaz iugouz.

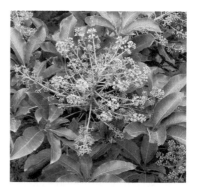

鸭脚木/Godinbit

繁殖方法：种子繁殖。于2～3月播种。

Gij fap sanjfat：Doek ceh ndaem. Youq 2～3 nyieg doekceh.

田间管理：除草，培土，不用施肥。

Ndaem gvaq guenjleix：Cawz nyaengq、lumxnamh，mbouj yungh dwk bwnh.

采收加工：皮、叶全年均可采收，洗净，切片，晒干，即可入药。

Souyaeb gyagoeng：Gij naeng gij mbaw baenz bi cungj goj ndae souyaeb，swiq seuq，cab benq，dak hawq，couh ndaej guh yw.

注：此药在广西玉林市较冷的山生长较多。

Cawq：Cungj yw neix youq Guengjsae Yilinz Si Hanzsanh hwnj haemq lai.

苦楝/Gorenh

药用部分为果实、根皮、树皮。果实泻火止痛、杀虫，根皮驱蛔虫，树皮杀虫止痒。

Giz guh yw dwg aenmak、naengrag、naeng faex. Gij mak ndaej baiz huj dingz in、gaj non，naengrag ndaej cawz deh，naengfaex ndaej gaj non dingzhumz.

生长习性：喜温暖、向阳的环境。对土壤要求不严，一般的土壤均可种植。

Gij singqcaet didmaj：Haengj raeuj、

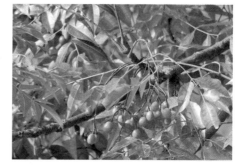

苦楝/Gorenh

yiengq ndit, doiq dieg namh mbouj mizmaz iugouz, mwnq dieg loq yaez de cungj ndaej ndaem.

繁殖方法：种子繁殖。于春天挖穴，每穴放种子 3～5 粒，覆土，1 个月左右出苗。

Gij fap sanjfat：Doek ceh ndaem. Youq seizcin vat gumz, moix gumz cuengq gij ceh 3～5 naed, lumx namh, ndwen ndeu baedauq ok miuz.

田间管理：除草，培土。

Ndaem gvaq guenjleix：Cawz nyaengq、lumxnamh.

采收加工：种后 7～8 年结果，当种子成熟时采收，晒干，即可入药。

Souyaeb gyagoeng：Ndaem le 7～8 dawzmak, dang gij ceh cingzsug seiz souyaeb, dak hawq, couh ndaej guh yw.

肉桂/Go'gviq

药用部分为树皮、枝、茎、种子，可做香料，桂叶可榨桂油。有散寒、止痛、活血的作用，可利肺气。

Giz guh yw dwg gij naengfaex、gij nye、gij ganj、gij ceh de, goj guh liuhhom, mbaw gviq ndaej caq youzgviq. Ndaej sanq heiqnit、dingz in、hawj lwedbyaij, ndaej leih heiqbwt.

生长习性：喜温暖气候，幼树喜阴，成树喜阳光，宜于土壤疏松、肥沃的山坡生长。花期 5～6 月，果期 11～12 月。

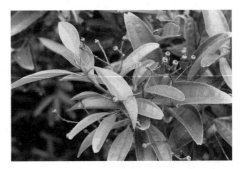

肉桂/Go'gviq

Gij singqcaet didmaj：Haengj raeuj, mwh faexlwg haengj raemh, daengz faexhung haengj ndit, hab youq mwnq dieg bo namh mboeng、biz de didmaj. Mwh haiva 5～6 nyied, mwh dawzmak 11～12 nyied.

繁殖方法：种子繁殖。种子在 2～3 月成熟时采下即播，否则必须拌沙贮藏，但是不能超过 20 天。苗床做畦，以 15 厘米左右的行距条播，覆土约 3 厘米厚，再盖草，常浇水。

Gij fap sanjfat：Doek ceh ndaem. Gij ceh youq 2～3 nyied cingzsug seiz souyaeb couh doek，mboujnex bietdingh gyaux dieg sa dwk cangz yo，hoeng mbouj ndaej mauhgvaq 20 ngoenz. Dieg doekceh guh byongj，ciuq coij gek 15 lizmij baedauq cap nye，lumx namh daihgaiq 3 lizmij na，caiq goemq nyangj，ciengzseiz rwed raemx.

田间管理：出苗后去盖草，搭棚遮阴。苗高约 10 厘米时间苗；苗高约 15 厘米时除去荫棚。翌年春天移植，行距约 3 米，株距约 3 米，挖穴栽种，浇水。注意防治病虫害。

Ndaem gvaq guenjleix：Didngaz le biengj dawz gij nyangj goemq de deuz，dap bungz gang raemh. Miuz sang daihgaiq 10 lizmij seiz lit miuz；miuz sang daihgaiq 15 lizmij seiz biengj aen bungz bae. Binaj okcin senj ndaem，coij gek 3 mij，go gek 3 mij，vat gumz ndaem，rwed raemx. Haeujsim fuengzre bingh nonhaih.

采收加工：种后第五年春天，即可采桂皮、桂枝、桂叶、种子，晒干，即可入药。

Souyaeb gyagoeng：Laem le bi daihhaj seizcin，couh goj ndaej souyaeb naenggviq、nye'gviq、mbawgviq、gij ceh de，dak hawq，couh ndaej guh yw.

白木香/Cinzyangjdoq

别名海南沉香。药用部分为树脂。有芳香健胃的作用。

Coh'wnq Haijnanz cinzyangh. Giz guh yw dwg gij iengfaex de. Ndaej rang hom hawj dungxsiu.

生长习性：生于我国南部热带地区。对土壤要求不高，在肥沃土壤中生长快，但分泌的沉香少；在瘠薄的土地生长慢，但容易形成沉香。花期 3～5月，果期 5～6月。

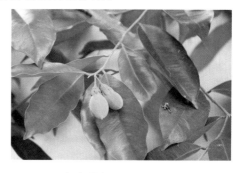

白木香/Cinzyangjdoq

Gij singqcaet didmaj：Hwnj youq gizdieg yezdai baihnamz guek raeuz. Doiq diegnamh iugouz mbouj sang，youq dieg namhbiz ndaw de didmaj vaiq，hoeng gij cinzyangh baizok noix；youq giz dieg byom de didmaj menh，hoeng yungzheih ndaej baenz cinzyangh. Mwh haiva 3～4 nyied，mwh dawzmak 5～6 nyied.

繁殖方法：种子繁殖。于 6 月下旬，种子成熟时随采随播，条播行距约 15 厘米，每亩用种子 4～5 千克，播后盖草保温。

Gij fap sanjfat：Doek cej ndaem. 6 nyied ndawnyied de，gij ceh cingzsug seiz doq sou doq doek，baenzcoij doekceh coij gek daihgaiq 15 lizmij，moix moux yungh ceh 4～5 cien gwz，goemq nyangj baujraeuj.

田间管理：播种后 10 天除去盖草，搭透光率 40% 的棚遮阴。大寒到立春期间以行距约 2 米、株距约 1.5 米定植，定植宜选腐殖质较多、湿润的地方。

Ndaem gvaq guenjleix：Doekceh 10 ngoenz le dawz gij nyangj goemq de deuz，dap aen bungz gangraemh goj ndaej ndit ciuq 40% he. Daihhanz daengz laebcin ciuq coij gek 2 mij、go gek 1.5 mij dinghndaem，dinghndaem senj mwnq dieg haemq nduk oemq、mbaeqnyinh de.

采收加工：选直径 33 厘米左右的大树，在距地面 1.5～2.0 米处，用刀每距 30～100 厘米纵砍 5～6 刀，深约 3 厘米，几年后即可在伤处取沉香。

Souyaeb gyagoeng：Youq go faex hung gij gingq 33 lizmij baedauq，mwnq liz gwznznamh 1.5～2.0 mij de，aeu cax youq gwnzfaex moix gek 30～100 lizmij raemj soh 5～6 cax，laeg daihgaiq 3 lizmij，geij bi le couh ndaej youq dieg raemj sieng de aeu gij cinzyangh lo.

鸡矢藤/Gaeuroetma

别名鸡屎藤。药用部分为根、茎、叶。有消食化积、止咳、祛风湿、消炎的作用。

Coh'wnq gaeuhaexgaeq. Giz guh yw dwg rag、ganj、mbaw. Ndaej siu raeng vaq cwk、dingz ae、cawz fungheiq、siu huj de.

生长习性：生于河边、沟地、山坡、灌木丛中。对环境要求不严。

Gij singqcaet didmaj：Hwnj youq henzdah、dieg mieng、dieg bo、ndaw faexcaz. Doiq vanzging iugouz mbouj yiemz.

繁殖方法：种子繁殖和压藤繁殖。最近笔者采用扦插繁殖成功，即将健壮的鸡矢藤分段剪下，每段约为 30 厘米长，挖沟，按株距约 15 厘米，埋入沟内，露出 5～10 厘米，压实土，浇水。在雨季栽种成活率高。

Gij fap sanjfat：Doekceh ndaem caeuq at gaeu ndaem. Mboengqneix dou yungh cap nye ndaem ndaejbaenz, couhdwg aeu gaeuroetma go coek cangq de daet baenz moix duenh 30 lizmij raez, hairongh, go gek daihgaiq 15

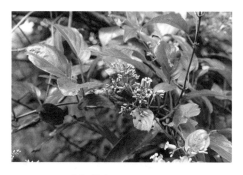

鸡矢藤/Gaeuroetma

lizmij, moek roengz ndawrongh, loh ok 5～10 lizmij, naenx namh net, rwed raemx. Youq mwh seizfwn daeuj ndaem lix ndaej cingzsoq sang.

田间管理：除草，培土。

Ndaem gvaq guenjleix：Cawz nya, lumx namh.

采收加工：冬季采全株，洗净，切段，晒干，即可入药。

Souyaeb gyagoeng：Seizdoeng sou aeu baenz go, swiqseuq, cab baenzduenh, dak hawq, couh ndaej guh yw.

钩藤/Gaeugvaqngaeu

别名双钩藤。药用部分为带钩的茎枝和根。有清热、平肝熄风、降压、止痉的作用。

Coh'wnq gaeusongngaeu. Giz guh yw dwg gij ganj nye daiq oen de caeuq gij rag de. Ndaej siu huj、cing daep ndaepfung、gyang'yaz、gaemh nyinzgeuj.

生长习性：生于山谷林下、溪边、灌木林及杂木林中。喜温暖气候，不耐寒。在沙质壤土、黏质壤土中均可栽培。

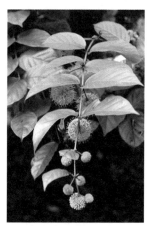

钩藤/Gaeugvaqngaeu

Gij singqcaet didmaj：Hwnj youq laj faex ndaw lueg、henz rij、ndaw faexcaz caeuq ndaw faexcab. Haengj mbwnraeuj, mbouj souh ndaej nit. Youq ndaw dieg sa、dieg namhniu cungj goj ndaej ndaem.

繁殖方法：种子繁殖和分根繁殖。均在春季进行。

Gij fap sanjfat：Doekceh ndaem caeuq faen rag ndaem. Cungj youq mwh seizcin daeuj ndaem.

田间管理：苗期注意浇水、除草。

Ndaem gvaq guenjleix：Mwh gomiuz haeujsim rwed raemx、cawz nya.

采收加工：秋季采收，切段，洗净，晒干，即可入药。

Souyaeb gyagoeng：Gij ganj nye daiq miz ngaeuoen de you seizcou daeuj sou，swiqseuq，cab mbaenq，dak hawq，couh ndaej guh yw.

红花/Gaeusammbaw

别名草红花。药用部分为花。有破瘀活血、通经止痛的作用。

Coh'wnq soemjmeiqhoengz. Giz guh yw dwg gij va de. Ndaej siu lwedcwk、doeng ging dingz in de.

生长习性：喜凉爽、干燥和阳光充足的气候，忌高温、高湿，若遇高温会提前枯黄。宜在土层深厚的沙质壤土中生长。花期6～7月，7月种子成熟。

Gij singqcaet didmaj：Haengj cungj dienheiq liengzsangj、hawqroz

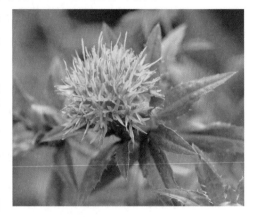

红花/Gaeusammbaw

caeuq nditciuq ndaej gaeuq de，lau ndat lai、mbaeq lai，dangh ngaiz ndatlai reuqhenj couh vaiq. Hab youq cungj dieg sa caengz namh laegna de didmaj. Mwh haiva de dwg 6～7 nyied，gij ceh de 7 nyied cingzsug.

繁殖方法：种子繁殖。于清明前后整地，施足基肥，开沟深约 5 厘米，将种子均匀撒在沟里，覆土，踩实，浇水。在苗高约 15 厘米时，按株距约 15 厘米定苗。留双棵，定苗后要及时浇水、追肥、除草。

Gij fap sanjfat：Doekceh ndaem. Youq cingmingz gonqlaeng cingj dieg，dwk gaeuq bwnhdaej，hai mieng laeg daihgaiq 5 lizmij，dawz gij ceh ciz ndawrongh vanq yinz，lumx namh，caijnet，rwed raemx. Youq miuz sang daihgaiq 15 lizmij seiz, ciuq go gek daihgaiq 15 lizmij dingh miuz. Louz sueng, dingh miuz le yaek gibseiz rwed raemx、viq bwnh、cawz rum.

田间管理：苗高15～20厘米时，松土除草，施农家肥，注意防治病虫害。

Ndaem gvaq guenjleix：Miuz sang daengz 15～20 lizmij seiz, soeng namh cawz nya, dwk bwnhranz, haeujsim fuengzceih bingh nonhaih.

采收加工：于播种当年6～7月，花逐渐变为橘红色时，早晨采摘花丝，并分期摘完，摊在通风处阴干。

Souyaeb gyagoeng：Doekceh bide 6～7 nyied, va ciemhciemh bienq baenz saekhoengz makdoengj seiz, youq daihcaeux yaeb aeu gij vasei de, caemh faen geiz yaeb liux, bu youq mwnq doeng rumz de langh hawq.

金银花/Vagimngaenz

别名忍冬花、双花。药用部分为花、藤。有清热解毒的作用。

Coh'wnq vayinjdungh、sueng'va. Giz guh yw dwg gij va de. Ndaej siu ndat siu doeg de.

生长习性：耐寒、耐旱。对土壤要求不高，在荒山、荒坡、丘陵、沙滩都能生长。但在肥沃的土壤中栽培，花的产量较高，以土层深厚的沙质壤土最佳。越冬植株于每年3月下旬返青。花期5～7月。

Gij singqcaet didmaj：Naihnit、naihrengx. Doiq gij mamh iugouz mbouj sang, ndoengfwz、ndoifwz、

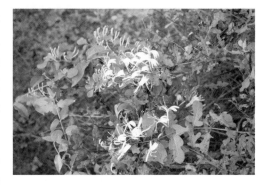

金银花/Vagimngaenz

dieg bo、sadan cungj ndaej didmaj. Hoeng ndaem youq dieg namhbiz, gij va canjliengh haemq sang, ndae cungj dieg sa caengz namh laegna de ceiq ndei. Doenghgo gvaqdoeng binaengz 3 nyied ndawnyied bienq heu. Mwh haiva 5～7 nyied.

繁殖方法：扦插繁殖和分根繁殖。

Gij fap sanjfat：Cap nye ndaem caeuq faen rag sanjfat.

（1）扦插繁殖：最好选阴雨天，剪取 2～3 年生健壮的中部枝条，截成约 30 厘米长的小段，去掉下部叶子，插入土中（枝条 2/3 埋入土内），每穴 2 株。

Cap nye ndaem：Ceiq ndei senj doenghngoenz fwn'oemq de, daet aeu doenghnye cungqgyang noengqnwt maj ndaej 2～3 bi de, donj baenz duenh daihgaiq 30 lizmij dwk, soek gij mbaw dauqlaj bae, baek roengz ndawnamh (diuz nye 2/3 baek roengz ndawnamh), it gumz 2 go.

（2）分根繁殖：春、秋季均可，植株未发芽时将母株旁的新幼枝连根刨出栽种。

Faen rag ndaem：Seizcin、seizcou song geiq neiz cungj ndaej ndaem, doenghgo mbouj caengz did nyez seiz dawz nye oiq henz gomeh de daiq rag cek okdaeuj ndaem.

田间管理：除草，培土。雨季注意排水。以施农家肥为主。在冬季叶片全部脱落后进行修剪，冬剪要掌握"旺枝轻剪，弱枝重剪，枝枝都剪"的原则；要考虑新枝长出后株型完整合理，有利于通风透光。细弱病枝、缠绕枝、交叉枝要全部剪除。对定植后的幼龄花株，以培养株型为主，一般先留几个主枝干，布局合理，主干可绑定，促其增粗增高。

Ndaem gvaq guenjleix：Cawz nya、lumx namh. Seizfwn yaek haeujsim baiz raemx. Aeu dwk bwnhranz guhgoek. Youq seizdoeng gij mbaw loenq caez le daeuj daet raed de, seizdoeng daet aeu rox gij yenzcwz "nye ndei de daet noix, nye nyieg de daet lai, nye'nye cungj aeu daet"; yaek ngvanh daengz nye moq did okdaeuj le go loih caezcingj ngamjeiq, ndaej hawj de doeng rumz daeuq ndit. Doiq doenghnye saeq nyieg bingh、doxgeuj、camca de dungjdungj daet cawz. Doiq doengh gova lwg ndaem dingh de, dingz lai dwg ungganq go yienghde, itbuen sien louz geij nye hung gonq, baijbouh hab'eiq, diuz ganjhung de goj dinghndei, hawj de lai co lai sang.

采收加工：以夏季当花蕾上部膨大、呈绿白色、将开放时为采摘期，分期几次采摘花蕾，延误则花朵开放，会影响商品的质量和产量。加工方法有自然晾晒和烘干。自然晾晒即将鲜花薄摊于席上晾干，不宜过厚，不能翻动，不能沾水，否则会变黑。

Souyaeb gyagoeng：Seizhah dang baihgwnz gyouzva gawhhung、baenz heubieg yaek hai seiz dwg mwh ndaej souyaeb de, faen geiz dwk geij baenz yaeb aeu gij gyouzva, dwgnguh nei dujva couh hai, couh yingjyangj guh yw caeuq canjliengh. Gyagoeng fuengfap miz langh rumz gag hawq caeuq ringhawq. Langh rumz gag hawq couhdwg dawz gij va'ndip mbe youq gwnzdungh langh hawq, gaej hawj na lai, cix gaej fan de, mbouj ndaej deng raemx, mboujnex couh bienq ndaem.

洋金花/Mwnhdaxlaxhau

别名闹羊花、曼陀罗。药用部分为花。有平喘、止痛、镇痉的作用。

Coh'wnq vanauqyiengz、mwnhdaxlax. Giz guh yw dwg gij va de. Ndaej dingz ae'nyeq、dingz in、gaemh nyinzgeuj de.

生长习性：适宜高温环境，生命力强。栽培宜选肥沃、腐殖质厚的沙质壤土。花期6~11月，果期7~12月。

Gij singqcaet didmaj：Habngamj mbwnhwngq, mbouj yungzheih dai. Hab youq cungj dieg sa diegbiz、dieg oemqnaeuh na de daeuj ndaem. Mwh haiva 6~11 nyied, mwh dawzmak 7~12 nyied.

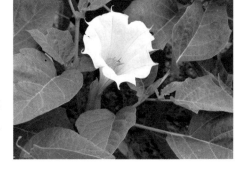

洋金花/Mwnhdaxlaxhau

繁殖方法：种子繁殖。于清明时节挖穴播种，每穴放种子5~6粒，覆细土即可。

Gij fap sanjfat：Doek ceh ndaem. Youq mwh cingmingz vatgumz doekceh, it gumz dwk ceh 5~6 naed, moek di namhmienz couh ndaej.

田间管理：除草，拔除瘦弱的幼苗，培土，施放有机肥。

Ndaem gvaq guenjleix：Cawz nya、lit doengh miuz nyiegroz de bae, lumx namh, dwk bwnhnyapnyej.

采收加工：花期采下初开的花，晒干，即可入药。

Souyaeb gyagoeng：Haiva seiz, yaeb'aeu gij va ngamq hai de, dak hawq, couh ndaej guh yw.

菊花/Vagut

别名甘菊花。药用部分为花。有散风除热、平肝明目的作用。

Coh'wnq vagutgam. Giz guh yw dwg va. Ndaej sanqfung siu huj、cing daep rongh da.

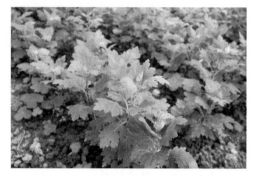

菊花/Vagut

生长习性：喜温暖气候，不耐旱。喜肥沃，宜在排水良好的地区栽培。

Gij singqcaet didmaj：Haengj raeujrub, mbouj naih rengx. Haengj bwnh biz, hab youq gizdieg baiz raemx ndei de daeuj ndaem.

繁殖方法：分根繁殖和扦插繁殖。

Gij fap sanjfat：Faen rag ndaem roxnaeuz cap ndaem nye sanjfat.

分根繁殖：于春季将母株挖出把菊苗分开，每株带有白根，以利成活。栽时挖穴放入基肥，每穴 1 株，株距约 30 厘米。种后浇水。

Faen rag ndaem：Seizcin dawz go meh de vat daeuj dawz gij nyez de faen bae，moix go daiq miz rag bieg，cij ndei ndaem lix. Ndaem seiz haivat gumz le cuengq bwnhdaej，it gumz it go，moix go doxliz daihgaiq 30 lizmij. Ndaem le rwed raemx.

扦插繁殖：在清明前后进行。截取母株幼枝做插条，长约 10 厘米。在苗床上开沟，将插条按约 5 厘米的株距插入沟内，露出地面约 3 厘米，覆土压紧，浇水，20 天左右即可生根。

Cap nye ndaem：Youq cingmingz gonqlaeng daeuj guh，daet aeu nye oiq go meh de ma guh nye baek de，daihgaiq 10 lizmij raez. Youq gizdieg doekceh de hai cauz，dawz doengh nye baek de ciu daihgaiq 5 lizmij doxliz baek roengz ndawcauz bae，laeuh youq gwnznamh daigaiq 3 lizmij，lumx namh caij net，rwed raemx，20 ngoenz baedauq couh goj didrag.

田间管理：除草，浇水，苗高约 30 厘米时可培土，施肥。注意防治病虫害。

Ndaem gvaq guenjleix：Cawz nya rwed raemx, diuznyez daihgaiq 30 lizmij sang seiz couj goj moek namh, dwk bwnh. Haeujsim fuengzre bingh nonhaih.

采收加工：当花盛开时采收，阴干或晒干，即可入药。

Souyaeb gyagoeng：Mwh va hai cingq hoengh seiz souyaeb, langhrumz roxnaeux dak hawq, couj ndaej guh yw.

茉莉花/Vamaedlaeh

药用部分为花、叶、根。花、叶有清热解毒的作用，根有止痛的作用。

Giz guh yw de dwg va、mbaw、rag. Va、mbaw ndaej siu huj gaij doeg, rag ndaej dingz in de.

生长习性：喜温暖、湿润的环境，不耐寒。稍荫蔽的环境、富含腐殖质的壤土适于生长。

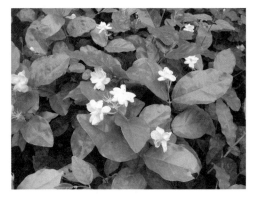

茉莉花/Vamaedlaeh

Didmaj daegdiemj：Haengj raeujrub、mbaeqcumx、mbouj naih nit. Gizdieg loq raemh de didmaj ndaej ndei, ndaej mwnq diegnamh hamzmiz doenghgaiq nduknaeuh lai de ceiq ndei.

繁殖方法：以扦插繁殖为主。5～8月均可进行。截取长约20厘米、带有2～3个芽的枝条，斜插于苗床，常浇水。

Gij fap sanjfat：Dingzlai cungjdwg cap nye ndaem. 5～8 nyied cungj goj ndaej baek. Donj aeu gij nye raez 20 lizmij baedauq daiq miz 2～3 duq ngaz, ngeng cap youq dieg doekceh de, ciengseiz rwed raemx.

田间管理：保持苗床湿润，约1个月生根后待阴雨时进行定植。注意除草，施肥，培土。

Ndaemgvaq guenjlaeix：Dingjhawj dieg doekceh de cumxmbaeq, daihgaiq ndwen ndeu did rag le daengz mwh fwn'oemq seiz couh daeuj dinghndaem. Haeujsim cawz nya, dwk bwnh, lumx namh.

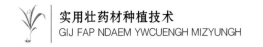

采收加工：于夏、秋季采收花蕾及初开的花朵，晒干，即可入药。

Souyaeb gyagoeng：Seizhah seizcou souyaeb valup caeuq dujva ngamq hai de，dak hawq couh ndaej guh yw.

注：广西横州市种植茉莉花最多，产量最大，种植经验丰富，品种最好。

Cawq：Guengjsae Hwngzcouh Si ndaem vamaedleih ceiq lai，canjliengh ceiq daih，dajndaem gingniemh fungfouq，binjcungj ceiq ndei.

参考文献/Vwnzyen Doiqciuq

［1］吴登攀. 壮药研究开发现状与趋势［J］. 中医药导报，2008，14（7）：111-112，115.

Vuz Dwnghbanh. Seizneix Ywcuengh Yenzgiu Haifat Cingzgvang Caeuq Yienghsiengq［J］. Cunghyihyoz Daujbau，2008，14（7）：111-112，115.

［2］钟鸣，王柏灿. 壮药现代研究现状与发展思考［J］. 湖北民族学院学报（医学版），2006，23（4）：36-38.

Cungh Mingz，Vangz Bwzcan. Ywcuengh Yendai Yenzgiu Seizneix Cingzgvang Caeuq Hwngfat Naemjngvanh［J］. Huzbwz Minzcuz Yozyen Yozbau（Yihyozbanj），2006，23（4）：36-38.

［3］杨顺发，关祥祖. 壮族医药学［M］. 昆明：云南民族出版社，1995.

Yangz Sunfaz，Gvanh Siengzcuj. Bouxcuengh Yihyozyoz［M］. Gunhmingz：Yinznanz Minzcuz Cuzbanjse，1995.

［4］梁启成，钟鸣. 中国壮药学［M］. 南宁：广西民族出版社，2005.

Liengz Gijcingz，Cungh Mingz. Cungguek Ywcuenghyoz［M］. Nanzningz：Gvangjsih Minzcuz Cuzbanjse，2005.

［5］钟鸣，韦松基. 常用壮药临床手册［M］. 南宁：广西科学技术出版社，2010.

Cungh Mingz，Veiz Sunghgih. Cek Soujcwz Ywcuengh Yawjbingh Ywbingh Ciengzyungh De［M］. Nanzningz：Gvangjsih Gohyoz Gisuz Cuzbanjse，2010.

［6］覃文格，杨顺发，黄慧敏，等. 壮医综合疗法治疗慢性咽炎疗效观察［J］. 中国民族民间医药，2011（24）：6-7.

Cinz Vwnzgwz，Yangz Sunfaz，Vangz Veiminj daengj. Cazyawj Gij Liuzyau Cungj Gyoebhab Ywfap Ywcuengh Yw Binghmansing Conghhoz In De［J］. Cungguek Minzcuz Ndawbiengz Yihyoz，2011（24）：6-7.

149

[7] 覃文格，何复忠，杨顺发，等. 百色壮民族鲜药原汁内服治疗埃病的临床观察 [J]. 中国民族民间医药，2012 (2)：6，9.

Cinz Vwnzgwz, Hoz Fuzcungh, Yangz Sunfaz daengj. Cungj Linzcongz Cazyawj Baksaek Bouxcuengh Gwn Gij Yienzdang Yw'ndip Yw Bingh'ae De [J]. Cungguek Minzcuz Ndawbiengz Yihyoz，2012 (2)：6，9.

[8] 覃文格，杨顺发，杨文进，等. 壮医综合疗法治疗火眼 38 例报告 [J]. 中国民族民间医药，2012 (4)：2-4.

Cinz Vwnzgwz, Yangz Sunfaz, Yangz Vwnzcin daengj. Cungj Gyoebhab Ywfap Ywcuengh Yw Binghdahoengz 38 Laeh Baugau [J]. Cungguek Minzcuz Ndawbiengz Yihyoz，2012 (4)：2-4.

[9] 杨文进. 壮医药线点灸治疗痛经 55 例临床疗效观察 [J]. 中国民族民间医药，2014，23 (22)：1.

Yangz Vwnzcin. Ywcuengh Ywmae Diemjcit Yw Gingh'in 55 Laeh Linzcongz Liuzyau Cazyawj [J]. Cungguek Minzcuz Ndawbiengz Yihyoz，2014，23 (22)：1.

[10] 覃文格，杨文进. 桂西名壮医杨顺发治疗颈肩腰腿痛经验 [J]. 中国民族医药杂志，2014，20 (10)：4-5.

Cinz Vwnzgwz, Yangz Vwnzcin. Gij Gingniemh Gveisih Boux Cangh Ywcuengh Mizmingz Yangz Sunfaz Yw Hoz Mbaq Hwet Ga In De [J]. Cungguek Minzcuz Yihyoz Cazci，2014，20 (10)：4-5.

[11] 钟鸣，容小翔. 壮药理论与现代研究 [M]. 南宁：广西科学技术出版社，2012.

Cungh Mingz, Hoz Siujsiengz. Ywcuengh Lijlun Caeuq Yendai Yenzgiu [M]. Nanzningz：Gvangjsih Gohyoz Gisuz Cuzbanjse，2012.